Barbara Zumbaum

Behandlung von Kindern mit Rezidiv einer ALL

Barbara Zumbaum

Behandlung von Kindern mit Rezidiv einer ALL

Untersuchung zu Therapierealisation und Toxizität der Studie ALL-REZ BFM 96

Südwestdeutscher Verlag für Hochschulschriften

Impressum / Imprint

Bibliografische Information der Deutschen Nationalbibliothek: Die Deutsche Nationalbibliothek verzeichnet diese Publikation in der Deutschen Nationalbibliografie; detaillierte bibliografische Daten sind im Internet über http://dnb.d-nb.de abrufbar.

Alle in diesem Buch genannten Marken und Produktnamen unterliegen warenzeichen-, marken- oder patentrechtlichem Schutz bzw. sind Warenzeichen oder eingetragene Warenzeichen der jeweiligen Inhaber. Die Wiedergabe von Marken, Produktnamen, Gebrauchsnamen, Handelsnamen, Warenbezeichnungen u.s.w. in diesem Werk berechtigt auch ohne besondere Kennzeichnung nicht zu der Annahme, dass solche Namen im Sinne der Warenzeichen- und Markenschutzgesetzgebung als frei zu betrachten wären und daher von jedermann benutzt werden dürften.

Bibliographic information published by the Deutsche Nationalbibliothek: The Deutsche Nationalbibliothek lists this publication in the Deutsche Nationalbibliografie; detailed bibliographic data are available in the Internet at http://dnb.d-nb.de.

Any brand names and product names mentioned in this book are subject to trademark, brand or patent protection and are trademarks or registered trademarks of their respective holders. The use of brand names, product names, common names, trade names, product descriptions etc. even without a particular marking in this works is in no way to be construed to mean that such names may be regarded as unrestricted in respect of trademark and brand protection legislation and could thus be used by anyone.

Coverbild / Cover image: www.ingimage.com

Verlag / Publisher:
Südwestdeutscher Verlag für Hochschulschriften
ist ein Imprint der / is a trademark of
AV Akademikerverlag GmbH & Co. KG
Heinrich-Böcking-Str. 6-8, 66121 Saarbrücken, Deutschland / Germany
Email: info@svh-verlag.de

Herstellung: siehe letzte Seite /
Printed at: see last page
ISBN: 978-3-8381-3487-1

Copyright © 2012 AV Akademikerverlag GmbH & Co. KG
Alle Rechte vorbehalten. / All rights reserved. Saarbrücken 2012

Inhaltsverzeichnis

1	Einleitung		3
2	Fragestellungen		10
3	Methodik		11
	3.1	Therapieprotokoll ALL-REZ BFM 96	11
	3.2	Einschlusskriterien und Patientenkollektiv	14
	3.3	Dokumentation	15
		3.3.1 Medikamentendosierung	16
		3.3.2 Toxizität	17
		3.3.3 Randomisierung von G-CSF	18
		3.3.4 Blutbilder	19
		3.3.5 Auswertung	19
	3.4	Definitionen	20
		3.4.1 Dosisintensität	20
		3.4.2 Relative Dosisintensität	20
		3.4.3 Relative Blockdosisintensität	20
		3.4.4 Relative Dosis	20
	3.5	Statistische Methode	20
4	Ergebnisse		22
	4.1	Patienten und Therapie	22
		4.1.1 Patientencharakteristik	22
		4.1.2 Rezidivcharakteristik	23
		4.1.3 Therapie- und Toxizitätsdaten	25
	4.2	Toxizität	27
		4.2.1 Hämatologische Toxizität	27
		4.2.2 Infektion und Fieber	32
		4.2.3 Schleimhauttoxizität und gastrointestinale Komplikationen	36

4.2.4		Organtoxizitäten	38
4.2.5		Allgemeinbefinden	40
4.3		Therapierealisation	42
	4.3.1	Blockabstände	42
	4.3.2	Blutbilder und Steuerungsregeln	47
	4.3.3	Therapiereduktionen	52
	4.3.4	Dosisintensität	54
	4.3.4.1	Relative Dosisintensität der einzelnen Medikamente	54
	4.3.4.2	Blockdosisintensitäten der Blöcke 1-4	58
	4.3.4.3	Induktionsdosisintensität	59
	4.3.5	Asparaginase	60
	4.3.5.1	Einsatz der Asparaginasepräparate	60
	4.3.5.2	Relative Dosis der Asparaginasepräparate	62
	4.3.5.3	Relative Dosisintensität von Asparaginase	65
4.4		Therapieergebnisse und prognostische Relevanz	66
	4.4.1	Rezidivfreies Überleben, ereignisfreies Überleben, Überlebenswahrscheinlichkeit	66
	4.4.2	Prognose in den beiden Therapiezweigen	68
	4.4.3	Auftreten von therapiebedingten Todesfällen und Zweitmalignomen	71
	4.4.4	Einfluss der Dosisintensität	71
5	**Diskussion**		77
6	**Zusammenfassung**		101
7	**Literatur**		103
	Danksagung		114

1   Einleitung

Die akute lymphoblastische Leukämie ist mit 35% aller Neoplasien die häufigste maligne Erkrankung im Kindesalter (Henze 1998). Von den betroffenen Kindern können heute ca. 70 bis 80% durch die Erstbehandlung geheilt werden (Pui et al 1995, Schrappe et al 2000). Die übrigen 20 bis 30% der Patienten erleiden ein Rezidiv. Die Inzidenz der ALL betrug im Jahr 2003 bei Kindern unter 15 Jahren in Deutschland 4,0:100.000 mit einer Gesamtzahl von 478 Kindern (Deutsches Kinderkrebsregister, Jahresbericht 2004), dem entspricht eine Inzidenz des ALL-Rezidivs von ca. 1:100.000 Kindern. Daher entspricht die Häufigkeit des ALL-Rezidivs in etwa der des Neuroblastoms (Henze 1998) und übertrifft die der akuten myeloblastischen Leukämie im Kindesalter (Chessells et al 1998). Von den Kindern, die ein Rezidiv bekommen, erzielen wiederum 30% eine langfristige Remission (Henze et al 1991). Damit können insgesamt 80–85% von Kindern mit ALL entweder allein mit der Erstbehandlung oder in Kombination mit der Rezidivtherapie auf Dauer geheilt werden (Henze et al 1994). Demnach können 15 bis 20 % der Kinder mit einer ALL nicht geheilt werden und versterben an der Erkrankung.

Während Kinder mit einem ALL-Rezidiv früher kaum Überlebenschancen hatten, führte die Einführung effektiver Chemo-Radio-Therapiestrategien für Rezidivpatienten in den achtziger Jahren wesentlich zu der Erhöhung der auf Dauer erzielten Remissionen. Dennoch sind die Heilungsaussichten für Kinder mit Rezidiv einer ALL immer noch deutlich ungünstiger als bei der Ersterkrankung. Um die Heilungsaussichten dieser Kinder zu verbessern, wurden von 1983 bis 2000 von der Studiengruppe Berlin-Frankfurt-Münster (BFM) fünf aufeinanderfolgende, prospektive Studien (ALL-REZ BFM 83, 85, 87, 90 und 96) zur Optimierung der Rezidivtherapie durchgeführt.

In den ersten drei Studien bestand die Initialtherapie aus zwei verschiedenen Chemotherapieblöcken (R1 und R2), die alternierend verabreicht wurden. Zusätzlich wurden befallene Extrakompartimente bestrahlt und eine Dauertherapie angeschlossen. Die Patienten wurden dazu je nach Rezidivzeitpunkt und –ort in drei verschiedene strategische Gruppen eingeteilt und unterschiedlich behandelt. Patienten mit hohem Risiko erhielten zum Beispiel ein gesondertes Induktionsprotokoll. In der Studie ALL-REZ BFM 85 wurde eine Randomisierung bezüglich der Methotrexatdosierung durchgeführt, die jedoch zu keiner Ergebnisverbesserung führte (Wolfrom et al 1993, Adams et al 1995). Gleichzeitig wurde ein geänderter Induktionsblock verabreicht. Insgesamt konnten die Remissionrate und –dauer leicht verbessert werden (Henze et al 1991). In der Studie ALL-REZ BFM 87 wurde aufgrund des hohen Anteils an Folgerezidiven im ZNS eine generelle kraniale Bestrahlung mit verlängerter intrathekaler Dreifachtherapie auch für Patienten mit Knochenmarkrezidiven eingeführt, welche zu einer deutlichen Prognoseverbesserung führte (Bührer et al 1994, Einsiedel et al 2005). Bei 37% der Patienten konnte eine langfristige Remission von mehr als 10 Jahren erzielt werden.

Die darauffolgende Studie ALL-REZ BFM 90 enthielt einen weiteren Block R3, der jedoch im historischen Vergleich keine Prognoseverbesserung bewirkte, sowie eine erneute Randomisierung der Methotrexattherapie in eine Mittelhochdosis-Gruppe (1g/m²/36 Stunden) und eine Hochdosisgruppe (5g/m²/24 Stunden), die keinen Vorteil einer der beiden Gruppen erkennen ließ (Henze et al 1995, von Stackelberg et al 2008). Außerdem wurde in dieser Studie erstmals der Einfluss der Therapiedichte während der Induktionstherapie auf die Prognose untersucht. Es konnte gezeigt werden, dass die protokollgerechte Therapiefortsetzung und eine hohe initiale Dosisintensität mit einer Prognoseverbesserung verbunden waren. Die Dosisintensität der Blocktherapie hing dabei weitgehend von Zeitverzögerungen in der Blockfolge ab (Hartmann et al 1995).

Im Studienplan der darauffolgenden Studie ALL-REZ BFM 96 wurde daher eine Erhöhung der Therapiedichte während der Induktionsbehandlung vorgesehen. Außerdem wurden die Therapiegruppen neu definiert sowie Reinduktionspulse in die Dauertherapie und eine obligate Stammzelltransplantation in den Hochrisikogruppen eingeführt. Das Hauptziel der Studie ALL-REZ BFM 96 war die randomisierte Prüfung der Frage, ob durch eine Erhöhung der Therapiedichte eine Verbesserung der Prognose erreichbar ist. Die Hauptursachen für Therapieverzögerungen während der Chemotherapie sind infektiöse Komplikationen während der neutropenischen Phasen. Diese sind Folge der Myelosuppression, die die häufigste Komplikation der Chemotherapie darstellt. Mit dem Ziel, eine Verkürzung der neutropenischen Phasen während der Chemotherapieblöcke und damit eine dichtere Abfolge der Chemotherapien zu erreichen, wurde der rekombinante humane Granulozyten-Kolonie-stimulierende Faktor (G-CSF) in randomisierter Form in die Studie ALL-REZ BFM 96 eingeführt.

Der Granulozyten-Kolonie-stimulierende Faktor ist ein etabliertes Supportivtherapeutikum bei der Behandlung von Patienten mit onkologischen Erkrankungen. Er ist ein granulopoetischer Wachstumsfaktor, der die Produktion und Ausreifung von myeloischen Vorläuferzellen stimuliert. Seit Anfang der achtziger Jahre wird der supportivtherapeutische Einsatz von G-CSF zur Unterstützung bei der Behandlung von malignen Erkrankungen des Kindes- und Erwachsenenalters erprobt und galt zunächst als großer Fortschritt in der Antitumortherapie.

G-CSF, ein aus 174 Aminosäuren bestehendes Glykoprotein mit einem Molekulargewicht von 20kD, wird von aktivierten Makrophagen, Endothelzellen und Fibroblasten sezerniert (Asano 1991). Die Wirkung von G-CSF wird über einen spezifischen Rezeptor vermittelt, der in der Regel nur auf reifen Granulozyten und deren Vorläuferzellen sowie darüber hinaus auf myeloischen Leukämiezellen und verschiedenen myeloischen Zelllinien vorkommt. Durch die Stimulierung der myeloischen Vorläuferzellen kann er die Regeneration der neutrophilen Granulozyten in neutropenischen Phasen nach Chemotherapieblöcken beschleunigen und somit diese neutropenischen Phasen verkürzen. G-CSF wird in der Onkologie zur präventiven Verkürzung neutropenischer Phasen nach Chemotherapie, zur interventionellen Behandlung neutropenischer Phasen bei Komplikationen sowie zur Supportivtherapie nach Stammzelltransplantation eingesetzt. Die Effektivität von G-CSF zur Behandlung der Neutropenie wurde bereits in Studien nachgewiesen (Mitchell et al 1997). Durch die Verkürzung neutropenischer Phasen kann insbesondere das Auftreten behandlungsbedürftiger Infektionen verringert werden, welche meist Ursache für eine Verzögerung der Behandlung aufgrund einer zeitlichen Aufschiebung nachfolgender Therapieblöcke sind. Daraus lässt sich die Hypothese ableiten, dass sich mit dem Einsatz von G-CSF zwischen den initialen Chemotherapieblöcken aufgrund einer schnelleren Regeneration der Granulopoese die therapiefreien Intervalle verkürzen und damit die initialen Therapieintensitäten erhöhen lassen. Somit könnte G-CSF über seine supportivtherapeutische Funktion hinaus als Mittel zur Intensivierung der Chemotherapie eingesetzt werden.

In der Literatur finden sich widersprüchliche Berichte hinsichtlich der Wirksamkeit von G-CSF bei Kindern mit ALL. Welte et al beschrieben, dass eine prophylaktische Gabe von G-CSF während der therapiefreien Intervalle die neutropenischen Phasen deutlich vermindern, die Anzahl der Infektionen und die Dauer der antibiotischen Therapie herabsetzen kann und ein zeitgerechteres Durchführen des Therapieprotokolls ermöglicht (Welte et al 1994, 1996).

Ähnliche Ergebnisse wurden von Clarke et al berichtet (Clarke et al 1999). In einer weiteren Studie konnte durch G-CSF in der Behandlung von Kindern mit einer Hochrisiko-ALL zwar die Dosisintensität gesteigert werden, dies hatte jedoch letztlich keinen positiven Einfluss auf das ereignisfreie Überleben (Michel et al 2000). Andere Autoren berichteten über eine Verkürzung neutropenischer Phasen während der Konsolidierungstherapie, während keine Wirkung auf die Induktionstherapie oder auf die Therapieverzögerung festgestellt werden konnte (Laver et al 1998). In einer randomisierten Doppelblindstudie des St.Judes Children's Research Hospital, in der bei 164 Kindern mit ALL die G-CSF Therapie mit einem Placebo verglichen wurde, konnten eine signifikante Reduktion neutropenischer Phasen, ein geringeres Auftreten von Infektionen sowie eine zeitgerechtere Durchführung der Chemotherapie im G-CSF-Zweig erreicht werden. Jedoch ließ sich kein Vorteil bezüglich des Auftretens von schweren Infektionen, der Hospitalisierungsrate, der Dauer antibiotischer Behandlung sowie der Wahrscheinlichkeit für ereignisfreies Überleben nachweisen (Pui et al 1997). In zwei früheren randomisierten Studien konnte kein positiver Nutzen in Bezug auf neutropenische Phasen, fieberhafte Episoden oder

Häufigkeit von Infektionen durch den Einsatz von G-CSF nachgewiesen werden (Dibenedetto et al 1995, Calderwood et al 1994). Auch Little et al berichteten in einer randomisierten Studie zwar über eine durch G-CSF bedingte verminderte Hospitalisierungsrate, jedoch blieben Wirkungen auf die hämatologische Toxizität und auf das Ausmaß der Neutropenie aus (Little et al 2002). Mitchell et al führten eine randomisierte Studie mit einer supportiven G-CSF Therapie bei Kindern mit verschiedenen malignen Erkrankungen und begleitender Neutropenie durch, in der eine signifikante Reduktion neutropenischer Phasen, antibiotischer Behandlungsdauer und stationärer Aufenthaltsdauer nachgewiesen wurde. Diese Vorteile waren bei Kindern mit ALL besonders erkennbar (Mitchell et al 1997). Ein positiver Einfluss des G-CSF auf das ereignisfreie Überleben und auf die Überlebenswahrscheinlichkeit konnte jedoch bisher in keiner pädiatrischen Studie nachgewiesen werden.

Auch bei Erwachsenen mit ALL konnten in mehreren Studien durch G-CSF die neutropenischen Phasen verkürzt, das Auftreten von Infektionen verringert und dadurch eine schnellere Durchführung der Protokolltherapie ermöglicht werden (Kantarjian et al 1993, Ottmann et al 1993, 1995, Scherrer et al 1993, Geissler et al 1997, Hoiowiecki et al 2002). In einer weiteren Studie konnten zwar kürzere neutropenische Phasen durch G-CSF erreicht werden, allerdings ergaben sich keine Vorteile hinsichtlich des Auftretens von Infektionen und der Dauer der antibiotischen Behandlung (Hartmann et al 1997). Während in einer Studie auch bei Erwachsenen kein positiver Einfluss auf das ereignisfreie Überleben nachzuweisen war (Larson et al 1998), konnte in einer anderen Studie die Überlebenswahrscheinlichkeit gesteigert werden (Hoiowiecki et al 2002). Bei Patienten mit akuter myeloischer Leukämie wurde G-CSF aufgrund der beschriebenen Vorteile und der Möglichkeit, die Leukämiezellen direkt zu stimulieren und dann mit der Chemotherapie besser schädigen zu können, bereits häufiger eingesetzt (Ohno et al 1994, Dombret 1998, Heil et al 1997, Kern et al 1998). Bei der Therapie von Kindern mit AML konnten die Dauer neutropenischer Phasen sowie die Dauer der Induktionstherapie durch G-CSF herabgesetzt werden (Alonzo et al 2002). Zudem wurde die Gefahr früher Therapietodesfälle aufgrund lebensbedrohlicher Infektionen durch G-CSF verringert (Kern et al 1998). Allerdings ist es im Rahmen der AML BFM 98 Studie nicht gelungen, mit Hilfe von G-CSF das ereignisfreie Überleben zu verbessern (Creutzig et al 2006, Lehrnbecher et al 2007).

In vielen Studien wird auch der Einsatz von G-CSF bei der Behandlung anderer Neoplasien beschrieben. In pädiatrischen Studien wird über eine Erhöhung der Dosisintensität in der chemotherapeutischen Behandlung von Ewing- und Weichteilsarkomen (Womer et al 2000) sowie von fortgeschrittenen soliden Tumoren (Jones et al 1995) berichtet. In einer randomisierten Studie bei 148 Kindern mit non-Hodgkin-Lymphom, einer der ALL verwandten Erkrankung mit einer vergleichbaren Therapie, wiesen Kinder mit G-CSF kürzere neutropenische Phasen und weniger Therapieverzögerungen auf als Kinder ohne G-CSF, obwohl die Dosisintensität nicht beeinflusst wurde (Patte et al 2002). Bei Erwachsenen wurde in einer randomisierten Studie zur Behandlung des kleinzelligen Lungenkarzinoms mit G-CSF ebenfalls keine Erhöhung der Dosisintensität erzielt, insbesondere aufgrund des vermehrten Auftretens nichthämatologischer Nebenwirkungen (Miles et al 1994). Demgegenüber konnten in anderen Studien mit G-CSF die Therapiedauer herabgesetzt (Bronchud et al 1989), die Dosisintensität erhöht und die Überlebensrate sogar gesteigert werden (Thatcher et al 2000, Woll et al 1995). In einer anderen Studie konnten mit G-CSF bei der Behandlung des kleinzelligen Lungenkarzinoms die neutropenischen Phasen, die Dauer antibiotischer Behandlung, die Inzidenz von infektionsbedingten Krankenhausaufenthalten sowie die Häufigkeit von Dosisreduktionen gesenkt werden (Trillet-Lenoir et al 1993). Bei Patienten mit metastasierten Urothelkarzinomen wurde in einer randomisierten Studie der Einfluss von G-CSF auf die Dosisintensität, Toxizität und Prognose untersucht (Sternberg et al 2001). Patienten im G-CSF Zweig profitierten dabei von einer höheren möglichen Dosis in kürzerer Zeit, von weniger Therapieverzögerungen, geringerer Toxizität und einer signifikant verbesserten Rate der Komplettremissionen und des progressionsfreien Überlebens.

Ziel der meisten dieser Studien war es, die Therapietoxizität durch eine Verkürzung der neutropenischen Phasen zu verringern, was sich in der Regel auch erreichen ließ. Insbesondere wird über eine schnellere Regeneration der Neutrophilen, eine Abnahme der Häufigkeit febriler Episoden sowie eine Reduktion der zu ihrer Beherrschung notwendigen antibiotischen Therapien berichtet. Es ist jedoch bisher nur in wenigen Studien prospektiv untersucht worden, ob durch den Einsatz hämatopoetischer Wachstumsfaktoren die Dosisintensität der Chemotherapie, die Rate des Ansprechens auf die Therapie und damit die Prognose erhöht werden kann. Daher wurde in der Studie ALL-REZ BFM 96 der Wachstumsfaktor G-CSF zusätzlich zu seiner Funktion als Supportivmedikament zur Verringerung der Therapietoxizität als Mittel zur Intensivierung der Chemotherapie in der initialen Therapiephase eingesetzt.

Das übliche und am besten geeignete Maß, um die Intensität einer Behandlung zu charakterisieren, ist die Dosisintensität. Sie beschreibt die verabreichte Dosis pro Körperoberfläche bezogen auf den Zeitabstand zwischen dem Beginn eines Therapieelements und dem Beginn des darauf folgenden (Hryniuk 1988). Es ist bekannt, dass die Dosierung von verabreichten Chemotherapeutika pro Zeiteinheit mitbestimmend für den Erfolg der Behandlung von Patienten mit malignen Erkrankungen ist (Wandl, Niederle 1992). Die initiale Dosisintensität der Chemotherapie trägt nach Hryniuk entscheidend zu der Prognose der Erkrankung bei, so dass insbesondere während der Induktionstherapie eine möglichst große Dosisintensität erzielt werden sollte (Hryniuk 1988). Die Ergebnisse der vorangegangenen Studie ALL-REZ BFM 90 lassen ebenfalls auf einen Zusammenhang zwischen Dosisintensität und Prognose schließen. In einer retrospektiven Analyse dieser Studie konnte gezeigt werden, dass Kinder, bei denen das Intervall zwischen den ersten beiden Therapieelementen verlängert war und eine geringere Dosisintensität während der Induktionstherapie erzielt wurde, sowohl eine geringere Remissionsrate als auch vermehrt Folgerezidive hatten (Hartmann et al 1995). Durch den Einsatz von G-CSF könnte möglicherweise bei diesen Kindern eine Verkürzung der therapiefreien Intervalle erreicht und damit die Dosisintensität gesteigert werden. Es bleibt jedoch zu berücksichtigen, dass die Therapietoxizität auf andere Organe oder Organsysteme, wie zum Beispiel schwere Schleimhautschäden, die Therapieintensivierung unabhängig von der Knochenmarktoxizität begrenzen könnte. In welchem Umfang und mit welchen Konsequenzen eine Therapieintensivierung durch G-CSF im Rahmen der ALL-Rezidivtherapie erreicht werden kann und ob die erreichte Intensivierung letzlich zur Prognoseverbesserung führt, ist eine entscheidende Frage für eine zukünftige Therapieoptimierung.

Bei der Entwicklung neuer Therapiestrategien, die der Heilung der Krankheit als vorrangigem Ziel dienen, muss berücksichtigt werden, dass neben der Therapiewirksamkeit auch die Therapiesicherheit von großer Bedeutung ist. Aus diesem Grund haben Zweifel an der Sicherheit der hämatopoetischen Wachstumsfaktoren zu Bedenken hinsichtlich ihres Einsatzes geführt. Bei der AML ist das Vorhandensein von G-CSF Rezeptoren auf den myeloischen Leukämiezellen häufig. Zumindest theoretisch ist daher eine Wachstumsstimulierung solcher Zellen durch G-CSF möglich (Kita et al 1993, Tsuchiya et al 1991), so dass der Einsatz von G-CSF in der Therapie der AML kontrovers diskutiert worden ist. Auch auf ALL-Zellen bzw. auf B-Vorläuferzellen konnten Rezeptoren für G-CSF nachgewiesen werden (Kita et al 1993, Inukai et al 1994, Handa et al 2000), allerdings ließen sich im Gegensatz zu den AML-Zellen nur in wenigen Fällen unter den ALL-Zellen eine Reaktion auf die Wachstumsfaktoren nachweisen (Mirro et al 1993). Offensichtlich könnte G-CSF also in der Lage sein, abgesehen von den positiven Effekten auf die therapiebedingte Knochenmarktoxizität, auch nachteilige Wirkungen auf den Verlauf einer ALL zu haben, indem es möglicherweise sogar das Wachstum der Blasten induziert und fördert. Inwieweit ein solcher negativer Effekt beim Einsatz von G-CSF existiert, ist ebenfalls nicht beantwortet bzw. in klinischen Studien belegt.

Während in bisherigen pädiatrischen Studien, die den Einsatz von G-CSF in der Behandlung der ALL untersucht haben, schon mehrfach über eine Erhöhung der Dosisintensität durch G-CSF berichtet worden ist, konnte bisher noch kein positiver oder negativer Einfluss des Wachstumsfaktors auf die Prognose der Kinder nachgewiesen werden. Zudem ist eine Studie über den Einsatz von G-CSF bei Kindern mit ALL-Rezidiv im Gegensatz zu Kindern mit

Ersterkrankung einer ALL noch nicht durchgeführt worden. Insbesondere die teilweise widersprüchlichen Ergebnisse pädiatrischer Studien und die verschiedenen Modalitäten beim Einsatz von G-CSF im Rahmen der ALL-Therapie machen den Bedarf einer großen multizentrischen, randomisierten Studie deutlich. Ob G-CSF unter den genannten Voraussetzungen zusätzlich zu der erhofften Erhöhung der Dosisintensität darüber hinaus zu einer verbesserten Prognose und einer höheren Überlebensrate führen kann, muss daher durch eine randomisierte Studie beantwortet werden.

2 Fragestellungen

Die wichtigste und randomisierte Fragestellung der Therapiestudie ALL-REZ BFM 96 zur Behandlung von Kindern mit ALL-REZ Rezidiv ist, ob sich durch den Einsatz von G-CSF das therapiefreie Intervall verkürzen und damit die Intensität der initialen Chemotherapie erhöhen lässt. Das Ziel der vorliegenden Arbeit ist die Erfassung und Bewertung der Toxizität der Chemotherapieblöcke im Rahmen dieser Studie. Außerdem wird untersucht, ob bei den Patienten mit und ohne Gabe von G-CSF Unterschiede bezüglich der Toxizität, Therapiedurchführung und Prognose existieren. Für die Beurteilung sollen folgende Parameter herangezogen werden:

- Organtoxizitäten und hämatologische Toxizitäten während der einzelnen Chemotherapieblöcke
- Blutbildparameter jeweils vor bzw. bei Beginn der Chemotherapieblöcke
- Dauer der Therapieintervalle
- Verabreichte Dosis der Medikamente in den Therapieblöcken als Anteil an der Solldosis
- Dosisintensität der einzelnen Blöcke und des initialen Therapieprotokolls

Das Ergebnis dieser Untersuchung soll Aufschluss geben über folgende Fragen:

- Sind die Medikamente jeweils protokollgerecht und vollständig verabreicht worden? Bei welchen Medikamenten gab es Dosisreduktionen? Gab es Unverträglichkeiten gegenüber Asparaginase, welche zu Dosisauslassungen führten?
- Konnten die Chemotherapieblöcke zum jeweils frühestmöglichen Zeitpunkt verabreicht werden, d. h. wurden die Regeln des Protokolls zur zeitlichen Durchführung der Therapie beachtet?
- Hat der Einsatz von G-CSF einen Einfluss auf die Abstände zwischen den einzelnen Chemotherapieblöcken, d. h. können durch den Einsatz von G-CSF die Abstände verkürzt werden und kann dadurch die Dosisintensität erhöht werden?
- Gibt es Unterschiede hinsichtlich der Toxizität bei der Chemotherapie mit Einsatz von G-CSF verglichen mit der Chemotherapie ohne G-CSF?
- Lässt sich ein Einfluss der Dosisintensität und/oder des G-CSF-Einsatzes auf die Prognose in der Studie ALL-REZ BFM 96 nachweisen?

3 Methodik

3.1 Therapieprotokoll ALL-REZ BFM 96

In der Zeit vom 01.01.1997 bis zum 31.12.2001 wurde die Studie ALL-REZ BFM 96 zur Behandlung von Kindern mit Rezidiv einer akuten lymphoblastischen Leukämie in randomisierter Form durchgeführt.

Die Zielgruppe der Studie waren Patienten bis zum vollendeten 18. Lebensjahr mit einem Erstrezidiv einer B-Vorläuferzell- oder T-ALL. Es wurden alle Patienten mit isolierten oder kombinierten Knochenmarkrezidiven sowie extramedullären Rezidiven in die Studie aufgenommen. Die Patienten wurden nach Rezidivort und Rezidivzeitpunkt in vier strategische Gruppen aufgeteilt. Der Gruppe S1 (Patienten mit guter Prognose) wurden alle Patienten mit späten extramedullären Rezidiven zugeordnet, der Gruppe S2 (Patienten mit intermediärer Prognose) alle Patienten mit sehr frühen oder frühen extramedullären Rezidiven, sowie späten Knochenmarkrezidiven einer non-T-ALL und Patienten mit kombinierten, frühen oder späten Rezidiven einer non-T-ALL. In die Gruppe S3 (Patienten mit hohem Risiko) gehörten alle Patienten mit frühen, isolierten Knochenmarkrezidiven einer non-T-ALL. Schließlich wurden der Gruppe S4 (Patienten mit schlechter Prognose) Patienten mit sehr frühen kombinierten oder isolierten Knochenmarkrezidiven sowie alle Patienten mit Knochenmarkrezidiven mit T-Phänotyp zugeordnet.

Alle Patienten der Gruppen S1-3 erhielten eine fünftägige zytoreduktive Vorphase mit Prednison. Die anschließende Intensivtherapie bestand aus zwei F-Blöcken (F1 und F2) sowie zwei R-Blöcken (R1 und R2), die jeweils nacheinander alternierend angewandt wurden. Die Gruppe S1 erhielt in der Intensivtherapie acht Chemotherapieblöcke, die Gruppe S2 zehn, die Gruppe S3 nur vier mit einer anschließenden obligaten Stammzelltransplantation. Die Gruppe S4 erhielt nach einem Induktionsblock (Block I) drei Blöcke (Block S) mit anschließender obligater Stammzelltransplantation.

Zusätzlich wurde in den Strategiegruppen S2 und S3 eine Randomisierung bezüglich des Einsatzes von G-CSF durchgeführt, so dass es einen Therapiezweig ohne Einsatz von G-CSF (Zweig A) und einen Therapiezweig mit Einsatz von G-CSF nach jedem der ersten drei Blöcke (Zweig B) gab. Der Fallzahlkalkulation für die Randomisierung lag die Annahme zu Grunde, dass in dem G-CSF-Zweig eine Verbesserung der ereignisfreien Überlebenswahrscheinlichkeit um mindestens 15% gegenüber dem Zweig ohne G-CSF erreicht oder ausgeschlossen wird. Um diesen Unterschied detektieren zu können, wurde bei einem Signifikanzniveau von 0.05 und einer Power von 0.80 die Rekrutierung von insgesamt 258 Patienten bzw. 129 Patienten pro Zweig angestrebt. Kinder der Gruppe S4 sollten grundsätzlich nach jedem verabreichten Chemotherapieblock G-CSF erhalten, um in dieser Gruppe die Rate an neutropeniebedingten Infektionen zu verringern. Kinder der Gruppe S1, der Gruppe mit einer guten Prognose, sollten kein G-CSF erhalten. In Abbildung 1 wird die Rezidivtherapie für die Strategiegruppen S2 und S3 dargestellt.

Woche	1	3	6	9	12	15	18	21	24	27
Gruppe										
S2	F1	F2	R1	R2	R1	R2	R1	R2	R1	R2
S3	F1	F2	R1	R2	Stammzelltransplantation					

Abbildung 1: Therapieübersicht ALL-REZ BFM 96 für die Strategiegruppen S2 und S3 mit den Chemotherapieblöcken F und R

Zur Erhöhung der Therapiedichte während der Induktionsbehandlung sollte eine Verlängerung der therapiefreien Intervalle möglichst vermieden und bei vertretbarer Toxizität dadurch eine größtmögliche Dosisintensität erzielt werden. Die Steuerungsregeln im Therapieprotokoll gaben Richtlinien zur Therapiefortsetzung vor und sollten ein einheitliches Vorgehen gewährleisten. Der F2-Block sollte zeitgerecht und ohne Rücksicht auf die Blutbildparameter 14 Tage nach Beginn des F1-Blocks gegeben werden. Die ersten R1- und R2-Blöcke sollten jeweils nach 21 Tagen beginnen. Sie konnten jedoch auch früher begonnen werden, wenn die Granulozytenzahl bei den täglichen Kontrollen 0,5 G/l erreicht oder überschritten hatte, es sei denn bei Fortsetzung der Therapie erschien eine vital bedrohliche Situation unvermeidlich. Die nachfolgenden R-Blöcke sollten jeweils in einem Abstand von 21 Tagen zum Beginn des davorliegenden Blocks gegeben werden. Mindestwerte als Voraussetzung für den Blockbeginn dieser R-Blöcke waren 2000 Leukozyten/µl, 500 Granulozyten/µl und 80 000 Thrombozyten/µl. Anstelle der Verschiebung ganzer Therapieelemente sollten bei therapielimitierenden Nebenwirkungen definierte Dosisreduktionen vorgenommen werden.

In der Intensivtherapie kamen in den Strategiegruppen S1, S2 und S3 insgesamt 10 verschiedene Medikamente sowie die intrathekale Chemotherapie zum Einsatz. Die Abbildungen 2 und 3 stellen die Zusammensetzungen der einzelnen Blöcke dar.

Medikamente	Tag					
F1-Block	1	2	3	4	5	6
Dexamethason p.o. 20 mg/m²/d	■	■	■	■	■	
Vincristin i.v. 1.5 mg/m²/d	■					■
Methotrexat i.v. 1 g/m²/36h	■					
Asparaginase i.v. präparatabhängig				■		
MTX/ARA-C/PRED i.th.	■					
F2-Block	1	2	3	4	5	6
Dexamethason p.o. 20 mg/m²/d	■	■	■	■	■	
Vincristin i.v. 1.5 mg/m²/d	■					
Cytarabin i.v. 2x3 g/m²/d					■	
Asparaginase i.v. präparatabhängig				■		
MTX/ARA-C/PRED i.th.					■	

Abbildung 2: *Medikamente und deren zeitliche Verabfolgung in den Blöcken F1 und F2*

Medikamente	Tag					
R1-Block	1	2	3	4	5	6
Dexamethason p.o. 20 mg/m²/d	■	■	■	■	■	
Mercaptopurin p.o. 100 mg/m²/d	■	■	■	■	■	
Vincristin i.v. 1.5 mg/m²/d	■					■
Methotrexat i.v. 1 g/m²/36h	■					
Cytarabin i.v. 2x2 g/m²/d					■	
Asparaginase i.v. präparatabhängig						■
MTX/ARA-C/PRED i.th.	■					
R2-Block	1	2	3	4	5	6
Dexamethason p.o. 20 mg/m²/d	■	■	■	■	■	
Thioguanin p.o. 100 mg/m²/d	■	■	■	■	■	
Vindesin i.v. 3 mg/m²/d	■					
Methotrexat i.v. 1 g/m²/36h	■					
Ifosfamid i.v. 400 mg/m²/d	■	■	■	■	■	
Daunorubicin i.v. 35 mg/m²					■	
Asparaginase i.v. präparatabhängig						■
MTX/ARA-C/PRED i.th.					■	

Abbildung 3: *Medikamente und deren zeitliche Verabfolgung in den Blöcken R1 und R2*

Zur Behandlung des ZNS erhielten alle Patienten in jedem Block eine intrathekale Dreifach-Chemotherapie mit Methotrexat, Cytarabin und Prednison. Patienten mit ZNS-Beteiligung erhielten in jedem R2-Block eine zusätzliche intrathekale Injektion. Die Dosierung richtete sich nach dem Alter des Patienten, Kinder unter 3 Jahren erhielten eine reduzierte Dosis. Kinder mit Knochenmarkrezidiven ohne ZNS-Beteiligung erhielten am Ende der Intensivtherapie eine kraniospinale Bestrahlung mit 12 Gy. Bei Patienten mit ZNS-Rezidiven wurde eine dem Alter und der Strahlenvorbelastung angepasste kraniospinale Bestrahlung durchgeführt. Anschließend wurde etwa 2 Wochen nach der Intensivtherapie mit der Dauertherapie begonnen. Alle Patienten erhielten 6-Thioguanin p.o. täglich und Methotrexat i.v. alle 14 Tage. Zusätzlich wurden parallel zur Dauertherapie in der Strategiegruppe S2 vier Reinduktionspulse jeweils in Form einer zehntägigen oralen Gabe von Etoposid verabreicht. Die Dauertherapie wurde bei Patienten der Gruppe S1 über 12 Monate und bei Patienten der Gruppe S2 über 24 Monate durchgeführt. In den beiden Hochrisikogruppen S3 und S4 war jeweils eine obligate Stammzelltransplantation vorgesehen, möglichst früh, d.h. nach den ersten vier Chemotherapieblöcken. Optimal war eine allogene Stammzelltransplantation von einem HLA-identischen Geschwister, jedoch sollten angesichts der ungünstigen Prognose auch unverwandte Spender sowie die Hochdosistherapie mit autologer Stammzellrescue herangezogen werden.

Die Ergebnisse der Studie ALL-REZ BFM 90 weisen darauf hin, dass die Dosisintensität der Induktionsblöcke einen Einfluss auf die Rezidivwahrscheinlichkeit und die Prognose hat. In der vorliegenden Arbeit wurden daher nur die ersten vier Blöcke und die ersten drei Blockintervalle, für die die Randomisierung von G-CSF durchgeführt wurde, ausgewertet.

3.2. Einschlusskriterien und Patientenkollektiv

Patienten bis zum vollendeten 18. Lebensjahr mit einem Rezidiv einer B-Vorläuferzell- oder T-ALL konnten in die Studie ALL-REZ BFM 96 aufgenommen werden. Die Art der Erstbehandlung spielte für die Aufnahme der Patienten keine Rolle. Für die Auswertung der vorliegenden Arbeit wurden nur Patienten der Strategiegruppen S2 und S3, bei denen eine Randomisierung bezüglich der Behandlung mit G-CSF durchgeführt wurde, betrachtet. Berücksichtigt wurden alle Studienpatienten der Gruppen S2 und S3, bei denen das Datum der Diagnose des Rezidivs in dem Zeitraum der Randomisierung vom 01.01.1997 bis zum 31.12.2000 lag. Ab dem 01.01.2001 wurde die Randomisierung beendet, und es erfolgte eine Zuordnung nach Wahlentscheid. Ab dann erhielten die Patienten überwiegend den Zweig ohne G-CSF, da sich in einer Zwischenanalyse kein Vorteil, sondern allenfalls ein Trend zu einem Nachteil des Zweiges mit G-CSF ergeben hatte. Zum Zeitpunkt der Beendigung der Randomisation war die kalkulierte Fallzahl von 129 Patienten pro Arm noch nicht ganz erfüllt, es waren bis dahin 131

Patienten im Zweig ohne G-CSF und 118 im Zweig mit G-CSF eingeschlossen worden. Da aber ein Vorteil von mindestens 15% pEFS im G-CSF Zweig zu diesem Zeitpunkt schon ausgeschlossen werden konnte, wurde die Randomisierung abgebrochen. Insgesamt wurden in diesem Zeitraum 268 Patienten in die Studie ALL-REZ BFM 96 aufgenommen und in den Strategiegruppen S2 und S3 protokollgemäß behandelt. Von diesen wurden 19 nicht randomisiert. In die vorliegende Analyse wurden diejenigen Patienten eingeschlossen, die in einen der beiden Therapiezweige bezüglich der G-CSF-Gabe randomisiert und diesen tatsächlich auch protokollgerecht erhalten haben („treatment as randomized"). Stichtag für die Patientendokumentation war der 09.12.2001.

3.3. Dokumentation

Das Studienprotokoll der Studie ALL-REZ BFM 96 sah vor, dass nach jedem Chemotherapieblock die verabreichten Medikamente und deren Dosen sowie die aufgetretenen Toxizitäten durch die behandelnde Klinik auf jeweils einem dafür vorgesehenen Blockdokumentationsbogen und einem Toxizitätsbogen festgehalten werden sollten. Diese sollten danach zur Auswertung an die Studienzentrale geschickt werden.

Um die aufgetretenen Lücken in der Dokumentation möglichst zu vervollständigen, wurden studienbegleitend von 1999 bis 2001 insgesamt fünf gesonderte Erinnerungsschreiben über die noch fehlenden Daten an die entsprechenden Kliniken gerichtet. Im März 1999 wurden die fehlenden Daten von 184 Patienten schriftlich erbeten. Im April und Mai 1999 wurden zusätzlich 4 Kliniken angefahren und die fehlenden Daten von insgesamt 23 Patienten direkt vor Ort erhoben. Im Juli 1999 wurden 11 Kliniken, die bis dahin zu insgesamt 25 Patienten noch keine Daten zur Verfügung gestellt hatten, angeschrieben. Im Februar 2000 wurde mit einem Erinnerungsschreiben um die Vervollständigung der Daten von 78 Patienten gebeten. Dieses wurde im August 2000 mit einem erneuten Schreiben zu 93 unvollständig dokumentierten Patienten wiederholt. Eine gleichzeitig durchgeführte Bestandsaufnahme der bis dahin eingegangenen Daten ergab zu dem Zeitpunkt eine Vollständigkeit der Daten von nur 50%. Aus diesem Grund wurde eine weitere Datenerhebung vor Ort nach Anfahren der jeweiligen Klinik beschlossen. Während der Monate November und Dezember 2000 konnten daraufhin insgesamt 13 Kliniken besucht und die Daten von 39 Patienten vervollständigt werden. Schließlich wurde im August 2001 ein letztes Erinnerungsschreiben erstellt, mit dem die fehlenden Daten von 39 noch im Jahr 2000 diagnostizierten Rezidivpatienten erfragt wurden. Bei 25 Patienten (12% des Kollektivs) ist es dennoch nicht gelungen, Angaben zu Dosis und Toxizität zu erhalten.

3.3.1. Medikamentendosierung

Die Dosierungen der einzelnen Medikamente wurden gesondert für jeden Chemotherapieblock auf einem dafür vorgesehenen Bogen dokumentiert. Bei jedem Patienten wurde zu Blockbeginn die Körperoberfläche ermittelt. So konnte für jeden Patienten und für jedes Medikament die individuell erhaltene Dosis pro Körperoberfläche für die Auswertung verwendet werden.

Insgesamt wurden im Rahmen des Therapieprotokolls ALL-REZ BFM 96 in den Strategiegruppen S1 und S2 zehn verschiedene Medikamente sowie die intrathekale Chemotherapie verabreicht. Die Medikamente Dexamethason, entweder Methotrexat oder Cytarabin als Hochdosistherapie sowie Asparaginase waren Bestandteile jedes Therapieblocks. Dexamethason war in jedem Block mit einer Solldosis von 5 x 20 mg/m² vorgesehen. Vincristin wurde in den Blöcken F1, F2 und R1 verabreicht. Die Solldosis betrug in den Blöcken F1 und R1 2 x 1,5 mg/m², im Block F2 betrug sie 1,5 mg/m². Es gab für Vincristin aufgrund seiner neurotoxischen Wirkung jedoch eine maximal erlaubte Dosis von 2 x 2 mg in den Blöcken F1 und R1 sowie 2 mg im Block F2. Methotrexat und Cytarabin wurden als Hochdosischemotherapeutika gegeben. Die Solldosis von Methotrexat in den Blöcken F1, R1 und R2 betrug jeweils 1 g/m². Cytarabin war im Block F2 mit einer Solldosis von 2 x 3 g/m² und im Block R1 mit einer Solldosis von 2 x 2 g/m² vorgesehen. 6-Mercaptopurin im Block R1 und 6-Thioguanin im Block R2 wurden jeweils mit einer Solldosis von 5 x 100 mg/m² gegeben. Vindesin wurde im Block R2 anstelle von Vincristin mit einer Solldosis von 3 mg/m² verabreicht, auch hier gab es eine Maximaldosis von 5 mg, worauf allerdings im Protokoll nicht gesondert hingewiesen war. Im Block R2 waren außerdem Ifosfamid mit einer Solldosis von 5 x 400 mg/m² sowie Daunorubicin mit einer Solldosis von 35 mg/m² vorgesehen.

Als Asparaginasepräparat wurde die native, von E. coli gewonnene Asparaginase der Firma Medac mit einer Solldosis von 10000 U/m² eingesetzt. Asparaginase war in jedem Block vorgesehen. Bei Unverträglichkeit in Form allergischer Reaktionen der E. coli Asparaginase sollte auf Erwinia-Asparaginase, welche von Erwinia chrysanthemi gewonnen wird, der Firma Porton Products mit einer Solldosis von 1 x 20000 U/m² umgestellt werden. Weil es auch zu Unverträglichkeiten auf die von E. coli bzw. Erwinia chrysanthemi stammenden nativen Asparaginasepräparate kommen kann, wurde in den letzten Jahren die PEG-Asparaginase als konjugierte Enzymform entwickelt. Bei erneuter Unverträglichkeit der Erwinia-Asparaginase konnte daher noch auf PEG-Asparaginase der Firma Medac ausgewichen werden. Die Dosierung sollte individuell nach Kontakt mit der Studienzentrale festgelegt werden. Die primäre Dosisempfehlung betrug für PEG-Asparaginase 500 U/m². Aufgrund einer parallel laufenden Pilotstudie und mangels einer einheitlich geltenden Empfehlung wurden jedoch in einzelnen Fällen auch Solldosen von 1000, 2000 oder 2500 U/m² empfohlen. Bei Unverträglichkeit aller

Präparate sollte auf die Gabe von Asparaginase ganz verzichtet werden.

3.3.2. Toxizität

Die Toxizität wurde durch Ankreuzen von Toxizitätsparametern auf einem Fragebogen nach Abschluss des jeweiligen Blocks dokumentiert. Die Bewertung der Toxizität war standardisiert anhand eines vorgegebenen Schemas im Therapieprotokoll (Abbildung 4). Es wurden verschiedene Parameter erfasst in der Reihenfolge Allgemeinbefinden, Hämoglobin, Leukozyten, Granulozyten, Thrombozyten, Infektion, Fieber, Übelkeit, Erbrechen, Stomatitis, Diarrhoe, Hautveränderungen, Creatinin, Proteinurie, Hämaturie, Creatinin Clearance, Bilirubin, SGOT/SGPT, zentrale und periphere Neurotoxizität. Dabei war eine Gradeinteilung von 0 (keine Toxizität, Altersnorm) bis 4 (lebensbedrohlich) entsprechend einer modifizierten WHO-Klassifizierung möglich.

Das Allgemeinbefinden unterlag einer subjektiven Einschätzung durch die behandelnden Ärzte von gut (Grad 0) bis sehr schlecht (Grad 4). Für jedes der hämatologischen Parameter waren auf dem Toxizitätsbogen die entsprechenden Zahlenwerte für die Gradeinteilung angegeben. Daraus ergibt sich, dass zur Toxizitätsbeurteilung der hämatologischen Parameter keine absoluten Zahlenwerte vorliegen, die Beurteilung vielmehr über eine annähernde Beschreibung der Blutwerte in Form einer Gradeinteilung vorgenommen wurde.

Grad	0	1	2	3	4
Allgemeinbefinden	gut	mäßig	mäßig	schlecht	schlecht
Hämogl. [g/l]	Altersnorm	> 100	> 80	> 65	< 65
Leuko. [G/l]	4	< 4	< 3	< 2	< 1
Granulo. [G/l]	2	< 2	< 1.5	< 1	< 0.5
Thrombo [G/l]	100	< 100	< 75	< 50	< 25
Infektion	keine	leicht	mäßig; kein Erregernachweis iv Antibiotika	schwer Erregernachweis iv Antibiotika	lebensbedrohlich mit Hypotonie
Fieber [°C]	keines	< 38	≤ 40	> 40 < 24 Std.	> 40 = 24 Std.
Übelkeit	keine	ausreichende Nahrungsaufnahme	deutlich verminderte Aufnahme	praktisch keine Nahrungsaufnahme	
Erbrechen [1/24 h]	0	> 0	< 5	< 10	> 10 PN erforderlich
Stomatitis	keine	schmerzlose Ulzera, Erythem	schmerzendes Erythem oder Ulzerationen, kann aber essen	schmerzendes Ery - them od. Ulzerationen kann nichts mehr essen	TPN wegen Stomatitis erforderlich
Diarrhoe [1/Tag]	keine	< 4	< 7 nächtlicher Stuhl leichte Krämpfe	< 10 Inkontinenz starke Krämpfe	= 10 blutiger Durchfall TPN erforderlich
Hautveränderungen	keine	Erythem	trockene Desquamation, Vaskulitis, Pruritus	feuchte Desquamationen, Ulzerationen	Exfoliative Dermatitis Nekrosen
Creatinin	Altersnorm	≤ 1.5 x N	< 3 x N	≤ 6,0 x N	> 6,0 x N
Proteinurie [g/l]	keine	< 3	≤ 10	> 10	Nephrotisches Syndrom
Hämaturie	keine	mikroskopisch	makroskopisch ohne Koagel	makroskopisch mit Koagel	Transfusion erforderlich
Creatinin clearence	= 90	< 80	< 50	< 30	< 20
Bilirubin	Altersnorm		< 1,5 x N	< 3 x N	= 3 x N
SGOT / SGPT	Altersnorm	= 2,5 x N	≤ 5,0 x N	≤ 20,0 x N	> 20 x N
Zentrale Neurotoxizität	keine	vorübergehende Lethargie	Somnolenz < 50 % der Zeit, mäßige Desorientierung	Somnolenz > 50 % der Zeit, erhebl. Desorientierung, Halluzination	Koma Krämpfe
Periphere Neurotoxizität	keine		Parästhesien	schwere Parästhesien u/o milde Schwäche	unerträgliche Parästhesien, deutlich motorische Verluste	Paralyse

Abbildung 4: *Schema zur Bewertung der Toxizität, entnommen aus Protokoll ALL-REZ BFM 96, S.71*

3.3.3. Randomisierung von G-CSF

Zielgruppen für die Randomisierung von G-CSF waren die Strategiegruppen S2 und S3. Nach Eingang der Meldung des Rezidivpatienten erfolgte die Randomisierung in einen der Zweige bezüglich der G-CSF-Therapie, sofern die Erziehungsberechtigten dieser Randomisierung zustimmten. Nur in dem Zweig mit G-CSF wurde G-CSF in den drei Intervallen zwischen den ersten vier Blöcken bis zum Beginn des ersten R2-Blocks verabreicht, danach nicht mehr. Auf den Dosisdokumentationsbögen der Patienten sollte zusätzlich vermerkt werden, ob G-CSF vor Beginn des jeweiligen Blocks verabreicht wurde oder nicht. Da die Angaben hier jedoch unvollständig dokumentiert waren, wurde auf eine gesonderte Auswertung der G-CSF-Daten anhand der Dosisdokumentationsbögen verzichtet.

Der Einfluss der G-CSF-Gabe auf die Toxizität und die Therapierealisation wurde auf „treatment as randomized"-Basis ausgewertet: Eingeschlossen wurden diejenigen Patienten, welche in eine der Strategiegruppen S2 oder S3 randomisiert wurden, deren Randomisierungsergebnis durch die Eltern oder Erziehungsberechtigten akzeptiert wurde und die die entsprechende Therapie auch erhalten haben. Patienten, bei denen das Randomisierungsergebnis abgelehnt wurde, wurden nicht berücksichtigt. Die relativ hohe Zahl an nicht randomisierten Patienten erklärt sich vor allem dadurch, dass die Randomisierung ab dem 01.01.2001 beendet wurde, während die Rekrutierung in die Studie bis zum 01.01.2002 weitergeführt wurde.

3.3.4. Blutbilder

Auf einem gesonderten Bogen wurden für die jeweils ersten vier Blöcke der Patienten der Strategiegruppen S2 und S3 Blutbildparameter dokumentiert. Dabei sollten jeweils die Hämoglobin-, Leukozyten-, Granulozyten- und Thrombozytenwerte sowohl ca. 2 Tage vor als auch bei Blockbeginn erfasst werden. Anhand dieser Angaben sollte überprüft werden, ob die Chemotherapieblöcke tatsächlich zum jeweils frühestmöglichen und protokollgerechten Zeitpunkt, wie durch die Steuerungsregeln im Therapieprotokoll vorgegeben, verabreicht wurden.

3.3.5. Auswertung

Zur Erfassung und Bewertung der Toxizität und der Therapierealisation der Studie ALL-REZ BFM 96 wurden von jedem Patienten, der in die Auswertung einging, jeweils die ersten 4 Therapieblöcke ausgewertet. Dass jeweils nur die ersten 4 Therapieblöcke zur Auswertung herangezogen wurden, hat drei Gründe:

1. G-CSF sollte laut Therapieprotokoll im entsprechenden Therapiezweig nur nach dem ersten, zweiten und dritten Block verabreicht werden.
2. Die ersten 4 Therapieblöcke des Therapieprotokolls, F1, F2, R1 und R2, stellen jeweils 4 unterschiedliche Blockarten dar, während es in der Folge ab dem 5. Therapieblock nur noch zu Wiederholungen der R1- und R2- Blöcke kommt. Bei der Auswertung der ersten 4 Blöcke finden damit alle in den Strategiegruppen S2 und S3 angewendeten Blockarten Berücksichtigung.
3. Die Ergebnisse der vorangegangenen Studie ALL-REZ BFM 90 wiesen darauf hin, dass die Dosisintensität vor allem während der Induktionsblöcke schwankt und hierdurch der größte Einfluss auf die Rezidivwahrscheinlichkeit und die Prognose zu erwarten ist.

3.4. Definitionen

3.4.1 Dosisintensität

Die Dosisintensität für jedes Medikament in jedem Block ist die verabreichte Dosis pro m² Körperoberfläche bezogen auf den Zeitabstand zwischen dem Beginn des betreffenden Blocks und dem Beginn des darauffolgenden (Hryniuk 1988). Der Zeitabstand zwischen den Blöcken wurde in Tagen gemessen. Die erhaltene Dosisintensität für jedes Medikament in jedem Block ist in mg/m²/Tag angegeben.

Dosisintensität = Dosis pro Körperoberfläche / Zeit [(mg/m²)/Tag]

3.4.2 Relative Dosisintensität

Die relative Dosisintensität eines Medikaments in einem bestimmten Block errechnet sich aus der tatsächlich erhaltenen Dosisintensität des Medikaments geteilt durch die für dieses Medikament vorgesehene Dosisintensität im entsprechenden Block

Relative Dosisintensität = gegebene Dosisintensität / vorgeschriebene Dosisintensität

3.4.3 Relative Blockdosisintensität

Die mittlere relative Dosisintensität eines Blocks für mehrere Medikamente ist als Summe der relativen Dosisintensitäten der einzelnen Medikamente geteilt durch die Anzahl der Medikamente im entsprechenden Block definiert.

Mittlere relative Dosisintensität = Summe der relativen Dosisintensitäten / Anzahl der Medikamente

3.4.4 Relative Dosis

Die relative Dosis eines Medikaments ist die tatsächliche Dosis geteilt durch die vorgesehene Dosis dieses Medikaments.

Relative Dosis = gegebene Dosis / vorgesehene Dosis

3.5 Statistische Methode

Die Daten wurden mit Hilfe des Datenbankprogramms „Foxpro" erfasst und verarbeitet. Die statistische Beschreibung und Auswertung wurde mit dem Statistikprogramm „SPSS 11.0" durchgeführt. Mit diesem Programm wurde auch ein Teil der Graphiken erstellt. Weitere Graphiken wurden mit Hilfe des Programms „Microsoft Powerpoint" erstellt.

Relative Dosisintensitäten werden anhand von Box-and-Whisker-Plots mit Angabe des Medians (horizontale Linie) sowie des Bereichs der 25. bis 75. Perzentile (Box) und des 95. Perzentilenbereichs (Whisker) dargestellt. Extremwerte und Ausreißer oberhalb der 95. Perzentile werden in den Plots nicht dargestellt.

Die statistische Beschreibung erfolgte mit Hilfe von Frequenztabellen, Kreuztabellen und Überlebenstafeln nach Kaplan-Meier (Kaplan, Meier 1958). An statistischen Tests kamen der Mann-Whitney-U-Test für zwei unabhängige Gruppen und der Chi-Quadrat-Test für Vierfelder- oder Mehrfeldertafeln zur Anwendung. Weiterhin kam der Kruskal-Wallis-Test zur Anwendung. Mit einer Irrtumswahrscheinlichkeit auf dem 5%-Niveau ($p<0.05$) wird ein Unterschied als signifikant bezeichnet, anderenfalls als nicht signifikant (n.s.) gekennzeichnet. Zur Auswertung der Überlebenstafeln nach Kaplan-Meier wurde der Log-Rank-Test angewandt.

Als Folgeereignisse für ereignisfreies Überleben (EFS) zählen Folgerezidive, Therapietodesfälle sowie Zweitmalignome. Als Folgeereignis für rezidivfreies Überleben (RFS) zählt das Auftreten von Folgerezidiven. Maßgeblich für die Überlebenswahrscheinlichkeit (Survival) ist das Eintreten des Todesfalls unabhängig von der Ursache. Alle anderen Ereignisse, die zum Ende einer Beobachtung führen, werden zensiert.

Als Stichtag für die Auswertung von RFS, EFS und Survival wurde der 01.08.2004 festgelegt, um die 5-Jahres-Wahrscheinlichkeiten als längerfristige Prognose zur Vergleichbarkeit mit anderen Studienergebnissen angeben zu können. Folgeereignisse, die bis zu diesem Zeitpunkt bei den Patienten auftraten, wurden bei der Auswertung berücksichtigt. Die minimale und maximale Follow-up-Dauer betrug 3.7 bzw. 7.5 Jahre. Das mediane Follow-up lag bei 6.0 Jahren.

4 Ergebnisse

4.1. Patienten und Therapie

4.1.1 Patientencharakteristik

Die G-CSF-Randomisierung, welche für die Hauptfragestellung dieser Therapiestudie ausschlaggebend ist, wurde bei Patienten der Strategiegruppen S2 und S3 durchgeführt. Bis zum Stichtag dieser Studie vom 01.01.2001 wurden 268 Patienten in die Strategiegruppe S2 und S3 aufgenommen und protokollgerecht behandelt. Von diesen wurden insgesamt 249 Patienten randomisiert, davon 131 Patienten in den Zweig A (kein G-CSF) und 118 Patienten in den Zweig B (mit G-CSF). 19 Patienten wurden nicht randomisiert und erhielten die Therapiezweige per Wahlentscheid. Von den 249 randomisierten Patienten wählten die Eltern oder Erziehungsberechtigte entgegen dem Randomisierungsergebnis bei 42 dieser Patienten den jeweils anderen Zweig. Dies betraf 31 Patienten in Zweig A (24%) und 11 Patienten in Zweig B (10%). Damit betrug bei den 249 Patienten der Anteil der Patienten, bei denen dem Ergebnis der Randomisierung durch die Eltern oder Erziehungsberechtigte zugestimmt wurde, 83.1%. In Tabelle 1 wird das Patientenkollektiv entsprechend der Aufteilung nach randomisiertem Arm und tatsächlich erhaltenem Zweig dargestellt.

Tabelle 1: Patientenzahl der Studie ALL-REZ BFM 96, Gruppen S2 und S3, protokollgerecht behandelt bis Stichtag 01.01.2001

	nicht randomisiert	randomisiert ohne G-CSF	randomisiert mit G-CSF	Total
erhaltener Zweig				
ohne G-CSF	10 (52.6%)	100 (76.3%)	11 (9.3%)	121 (45.1%)
mit G-CSF	9 (47.4%)	31 (23.7%)	107 (90.7%)	147 (54.9%)
Total	19 (100%)	131 (100%)	118 (100%)	268 (100%)

Von den insgesamt 207 Patienten, die das Randomisierungsergebnis akzeptiert hatten, befanden sich 100 Patienten in Zweig A (ohne G-CSF) und 107 Patienten in Zweig B (mit G-CSF). 127 (61.4%) Patienten waren Knaben und 80 (38.6%) Mädchen. Die Geschlechts- und Altersverteilung der Patienten ist in Tabelle 2 dargestellt. Der Anteil der Knaben lag im Zweig ohne G-CSF mit 69.0% signifikant höher als im Zweig mit G-CSF mit 54.2%. Das Alter der Patienten betrug bei Rezidivdiagnose im Median 9.0 Jahre. Das jüngste Kind war bei Rezidivdiagnose 2.4 Jahre alt, das älteste 18.0 Jahre. Bei den Knaben lag der Altersmedian bei

8.8 Jahren (Altersbereich 2.4 bis 18.0 Jahre). Bei den Mädchen betrug der Altersmedian 9.3 Jahre (Altersbereich 2.6 bis 17.7 Jahre). Hinsichtlich der Altersverteilung bestand kein signifikanter Unterschied zwischen den beiden Therapiezweigen.

Tabelle 2: Geschlechts- und Altersverteilung des Patientenkollektivs

	Gesamt	G-CSF -	G-CSF +	p-Wert
Patienten	207 (100%)	100 (100%)	107 (100%)	
Geschlecht				
Knaben	127 (61.4%)	69 (69.0%)	58 (54.2%)	0.029
Mädchen	80 (38.6%)	31 (31.0%)	49 (45.8%)	
Alter bei Rezidivdiagnose				
Median (Jahre)	9.0	9.3	8.5	0.788
Bereich	2.4 - 18.0	2.6 - 18.0	2.4 – 17.7	

4.1.2 Rezidivcharakteristik

In Tabelle 3 werden die Patienten des Kollektivs bezüglich Art der Initaltherapie, Dauer der ersten Remission, Rezidivzeitpunkt, Rezidivort, immunologische Klassifizierung, periphere Blastenzahl, molekulargenetische Eigenschaften sowie Zuordnung zu den Strategiegruppen charakterisiert.

Tabelle 3: Rezidivdiagnostik des Patientenkollektivs

	Gesamt	G-CSF -	G-CSF +	p-Wert
Patienten	207 (100%)	100 (100%)	107 (100%)	
Initiales Therapieprotokoll				
Keine/Non-BFM Therapie	47 (22.7%)	30 (30%)	17 (15.9%)	0.015
BFM Ersttherapie	160 (77.3%)	70 (70%)	90 (84.1%)	
Dauer der 1. Remission (Monate)				
Median	33.8	31.0	35.9	0.104
Bereich	9.7 – 123.4	9.7 – 123.4	10.1 - 106.0	
Rezidivzeitpunkt				
Sehr frühes Rezidiv	11 (5.3%)	7 (7.0%)	4 (3.7%)	0.074
Frührezidiv	74 (35.7%)	42 (42.0%)	32 (29.9%)	
Spätrezidiv	122 (58.9%)	51 (51.0%)	71 (66.4%)	
Rezidivort				
Knochenmark isoliert	135 (65.2%)	56 (56.0%)	79 (73.8%)	0.008
Knochenmark kombiniert	43 (20.8%)	23 (23.0%)	20 (18.7%)	
Extramedullär isoliert	29 (14.0%)	21 (21.0%)	8 (7.5%)	
Immunologie				
Prä-prä-B-ALL	9 (4.3%)	2 (2.0%)	7 (6.5%)	0.285
Prä-B-ALL	41 (19.8%)	18 (18.0%)	23 (21.5%)	
C-ALL	137 (66.2%)	67 (67.0%)	70 (65.4%)	
T-ALL	6 (2.9%)	5 (5.0%)	1 (0.9%)	
Keine Angabe	14 (6.8%)	8 (8.0%)	6 (5.6%)	
Periphere Blastenzahl bei Rezidivdiagnose (T/µl)				
<1 T/µl	139 (67.1%)	72 (72.0%)	67 (62.6%)	0.157
1-10 T/µl	48 (23.2%)	23 (23.0%)	25 (23.4%)	
>10 T/µl	18 (8.7%)	5 (5.0%)	13 (12.1%)	
keine Angabe	2 (1.0%)	0 (0.0%)	2 (1.9%)	
BCR-ABL Gen				
positiv	5 (2.4%)	0 (0.0%)	5 (4.7%)	0.024
negativ	154 (74.4%)	70 (70.0%)	84 (78.5%)	
keine Angabe	48 (23.2%)	30 (30.0%)	18 (16.8%)	
Strategiegruppe				
S2	168 (81.2%)	81 (81.0%)	87 (81.3%)	0.955
S3	39 (18.8%)	19 (19.0%)	20 (18.7%)	

Hinsichtlich der Dauer der ersten Remission, des Rezidivzeitpunkts, der immunologischen Klassifizierung des Rezidivs, der peripheren Blastenzahl bei Diagnose sowie der Strategiegruppe ergaben sich keine statistisch signifikanten Unterschiede zwischen den Therapiezweigen. 168 Patienten (81.2%) des Kollektivs gehörten der Gruppe S2 und 39 Patienten (18.8%) der Gruppe S3 an.

Ein statistisch signifikanter Unterschied ergab sich bezüglich des initialen Therapieprotokolls bei der Ersterkrankung. Es wurden mehr Patienten mit G-CSF bei ihrer Ersterkrankung nach einem ALL-BFM-Protokoll behandelt als im Zweig ohne G-CSF. Weiterhin konnte für den Rezidivort ein signifikanter Unterschied nachgewiesen werden, wobei mehr Patienten im G-CSF Zweig ein isoliertes Knochenmarkrezidiv hatten, während im Zweig ohne G-CSF vermehrt extremedullär isolierte Rezidive und kombinierte Knochenmarkrezidive vorkamen.

4.1.3 Therapie- und Toxizitätsdaten

Von den Patienten, die das Randomisierungsergebnis akzeptiert hatten, mussten diejenigen aus der Toxizitätsanalyse ausgeschlossen werden, bei denen die Dokumentation der Dosis und/oder der Toxizität unvollständig oder nicht vorhanden war. Von den 207 Patienten, die das Kollektiv für die Auswertung der vorliegenden Arbeit bilden, war von 25 Patienten keine Dokumentation der Chemotherapie und der Toxizität verfügbar. Insgesamt lagen Angaben zu Medikamentendosen und Blocktoxizitäten von den 207 Patienten, die das Kollektiv für die Auswertung der vorliegenden Arbeit bilden, bei 182 Patienten (87.9%) vor. Von diesen 182 Patienten gehörten 81 Patienten (44.5%) dem Zweig ohne G-CSF an, während 101 Patienten (55.4%) dem Zweig mit G-CSF angehörten. Zwischen den Therapiezweigen bestanden keine Unterschiede in der Dokumentation. Alle Prozentzahlen der vorliegenden Arbeit sind gerundet und beziehen sich, es sei denn sie sind anders gekennzeichnet, auf diese 102 Patienten. Fehlende Werte sind bei den Prozentangaben ausgeschlossen.

Nicht bei allen Patienten konnte die geplante Anzahl an Therapieblöcken verabreicht werden. Bei einigen Patienten war die Blockdokumentation unvollständig. Bei anderen Patienten musste die Blockchemotherapie aufgrund eines Ereignisses abgebrochen werden. Zudem gibt es Patienten, die vor dem regulären Abschluss der Chemotherapie eine Stammzelltransplantation erhielten. Für diese Arbeit wurden die ersten vier Blöcke des Therapieprotokolls beziehungsweise die jeweils dazwischenliegenden Blockabstände ausgewertet, da die G-CSF-Randomisierung aufgrund der Ergebnisse vorangegangener Studien nur den ersten 3 Blockabständen galt.

Dosisangaben sollten durch die Kliniken zu jedem der ersten vier Blöcke gemacht werden, da alle vier Blockarten des Therapieprotokolls hiermit Berücksichtigung fanden und um damit für jede Blockart Aussagen zu eventuellen Dosisreduktionen und Dosisintensitäten sowie den Unterschieden, die sich durch eine vorangegangene G-CSF-Gabe ergaben, treffen zu können. Nur der erste Block blieb von der G-CSF-Gabe unbeeinflusst, da vor Therapiebeginn keine G-CSF-Gabe vorgesehen war. Toxizitätsangaben hingegen sollten nur für die ersten drei Blockintervalle gemacht werden, da G-CSF nur während der ersten drei Intervalle verabreicht wurde.

Von 182 auswertbaren Patienten lagen Angaben zu Dosen verabreichter Medikamente für mindestens einen Block der ersten vier Blöcke bei 178 Patienten und insgesamt 676 Blöcken vor. Von 172 der 207 Patienten (83.1%) lagen von mindestens 3 Blöcken Angaben zur Dosis vor. Von 166 der 207 Patienten (80.2%) lagen 4 Blöcke zur Auswertung vor. Die Prozentangaben beziehen sich daher auf diese 178 Patienten. Bei einem Patienten waren zu den ersten zwei Blöcken keine Angaben vorhanden. Toxizitätsangaben lagen für die ersten drei Blöcke, nach denen im Zweig B G-CSF verabreicht wurde, für 538 Blöcke bei insgesamt 181 Patienten vor.

In Tabelle 4 ist zusammengefasst, mit wie vielen Therapieblöcken die Patienten bei der Auswertung der Dosis- und Toxizitätsangaben berücksichtigt wurden. Die Spalte mit der Überschrift „Patienten" beinhaltet die absolute Anzahl der Patienten, die die entsprechende Anzahl an Blöcken bekommen hat und bei denen eine Dokumentation des entsprechenden Therapieblocks vorlag, sowie den dazugehörigen Prozentsatz bezogen auf die 207 Patienten des Kollektivs. Bei Patienten, bei denen ein Ereignis während der Induktionstherapie auftrat, wurden keine nachfolgenden Blöcke mehr gegeben. Dies erklärt die Abnahme der dokumentierten Patientenzahlen in der Blockfolge.

Tabelle 4: Anzahl der Patienten mit Angaben zu Medikamentendosen und Blocktoxizitäten bezogen auf die 207 Patienten des Kollektivs

Medikamentendosen	Patienten	G-CSF -	G-CSF +	p-Wert
1 (F1)	177 (85.5%)	77 (37.1%)	100 (48.3%)	0.155
2 (F2)	174 (84.1%)	76 (36.7%)	98 (47.3%)	0.256
3 (R1)	172 (83.1%)	76 (36.7%)	96 (46.4%)	0.156
4 (R2)	166 (80.1%)	73 (35.3%)	93 (44.9%)	0.109
Blocktoxizitäten				
1 (F1)	178 (86.0%)	79 (38.2%)	99 (47.8%)	0.703
2 (F2)	176 (85.0%)	80 (38.6%)	96 (46.4%)	0.117
3 (R1)	172 (83.1%)	78 (37.7%)	94 (45.4%)	0.562

4.2 Toxizität

4.2.1 Hämatologische Toxizität

Im Folgenden wird die Wirkung der Chemotherapie in den einzelnen Blöcken auf die hämatologischen Parameter dargestellt. Hierzu gehören die Werte für Hämoglobin sowie die Leukozyten-, Granulozyten- und Thrombozytenzahlen. Von besonderer Bedeutung für die Beurteilung der hämatologischen Toxizität sind die Leukozyten- und die Granulozytenzahlen. Die Hämoglobinwerte und Thrombozytenzahlen können nur bedingt für die Einschätzung der Toxizität der Chemotherapie herangezogen werden, da sie erheblich beeinflusst werden durch therapeutische Gaben von Erythrozyten- bzw. Thrombozytenkonzentraten. Die Gabe von Konzentraten ist jedoch nicht erfasst worden und wurde daher nicht ausgewertet. Wie die übrigen Toxizitätsparameter wurden auch die Blutparameter entsprechend der WHO in Toxizitätsgrade 0 bis 4 eingeteilt.

Für die Auswertung der hämatologischen Toxizitätsparameter lagen 521 Blöcke vor. In den Tabellen 5 und 6 sind die Angaben zur Toxizität der Chemotherapie auf die Hämoglobinwerte sowie auf die Leukozyten-, Granulozyten- und Thrombozytenzahlen jeweils nach den ersten drei Blöcken getrennt für die beiden Therapiezweige mit und ohne G-CSF zusammengefasst. Dargestellt sind jeweils die Anzahl der Blöcke sowie der prozentuale Anteil der Chemotherapieblöcke an der Gesamtanzahl der Blöcke, die ausgewertet wurden.

Tabelle 5: *Verteilung der Patienten entsprechend der Hämoglobin-, Leukozyten- und Granulozytenwerte (Toxizitätsgrade 0-4) nach den Blöcken 1-3 und Vergleich der beiden Therapiezweige*

Hämoglobin	Grad	nach Block 1 G-CSF -	nach Block 1 G-CSF +	nach Block 2 G-CSF -	nach Block 2 G-CSF +	nach Block 3 G-CSF -	nach Block 3 G-CSF +
Altersnorm	0	15 (19.0%)	7 (7.4%)	2 (2.5%)	6 (6.3%)	3 (3.8%)	4 (4.3%)
> 100 g/l	1	13 (16.5%)	16 (16.8%)	9 (11.3%)	10 (10.5%)	8 (10.3%)	10 (10.9%)
> 80 g/l	2	16 (20.3%)	25 (26.3%)	27 (33.8%)	26 (27.4%)	19 (24.4%)	15 (16.3%)
> 65 g/l	3	24 (30.4%)	30 (31.6%)	30 (37.5%)	38 (40.0%)	32 (41.0%)	38 (41.3%)
< 65 g/l	4	11 (13.9%)	17 (17.9%)	12 (15.0%)	15 (15.8%)	16 (20.5%)	25 (27.2%)
		p = 0.141		p = 0.920		p = 0.335	

Leukozyten							
>= 4 G/l	0	5 (6.3%)	7 (7.3%)	1 (1.3%)	6 (6.3%)	5 (6.4%)	11 (12.0%)
< 4 G/l	1	1 (1.3%)	8 (8.3%)	1 (1.3%)	1 (1.0%)	4 (5.1%)	3 (3.3%)
< 3 G/l	2	12 (15.2%)	7 (7.3%)	4 (5.0%)	6 (6.3%)	4 (5.1%)	10 (10.9%)
< 2 G/l	3	21 (26.6%)	30 (31.3%)	15 (18.8%)	18 (18.8%)	22 (28.2%)	19 (20.7%)
< 1 G/l	4	40 (50.6%)	44 (45.8%)	59 (73.8%)	65 (67.7%)	43 (55.1%)	49 (53.3%)
		p = 0.528		p = 0.289		p = 0.481	

Granulozyten							
>= 2 G/l	0	5 (7.4%)	7 (7.4%)	1 (1.4%)	4 (4.4%)	5 (6.9%)	8 (9.2%)
< 2 G/l	1	1 (1.5%)	3 (3.2%)	1 (1.4%)	1 (1.1%)	4 (5.6%)	3 (3.4%)
< 1.5 G/l	2	4 (5.9%)	4 (4.3%)	6 (8.5%)	2 (2.2%)	4 (5.6%)	5 (5.7%)
< 1 G/l	3	11 (16.2%)	19 (20.2%)	7 (9.9%)	12 (13.2%)	16 (22.2%)	12 (13.8%)
< 0.5 G/l	4	47 (69.1%)	61 (64.9%)	56 (78.9%)	72 (79.1%)	43 (59.7%)	59 (67.8%)
		p = 0.623		p = 0.936		p = 0.428	

Tabelle 6: Verteilung der Patienten entsprechend der Thrombozytenwerte (jeweils Toxizitätsgrade 0-4) nach den Blöcken 1-3 und Vergleich der beiden Therapiezweige

Thrombozyten	Grad	nach Block 1 G-CSF -	nach Block 1 G-CSF +	nach Block 2 G-CSF -	nach Block 2 G-CSF +	nach Block 3 G-CSF -	nach Block 3 G-CSF +
>= 100 G/l	0	17 (21.5%)	14 (14.4%)	6 (7.5%)	9 (9.4%)	18 (23.1%)	16 (17.6%)
< 100 G/l	1	6 (7.6%)	4 (4.1%)	10 (12.5%)	5 (5.2%)	0 (0.00%)	3 (3.3%)
< 75 G/l	2	9 (11.4%)	8 (8.2%)	4 (5.0%)	2 (2.1%)	13 (16.7%)	6 (6.6%)
< 50 G/l	3	16 (20.3%)	21 (21.6%)	15 (18.8%)	20 (20.8%)	16 (20.5%)	20 (22.0%)
< 25 G/l	4	31 (39.2%)	50 (51.5%)	45 (56.3%)	60 (62.5%)	31 (39.7%)	46 (50.5%)
		p = 0.057		p = 0.349		p = 0.131	

Bezüglich der Hämoglobintoxizität hatte der größte Anteil der Patienten mit 31.0%, 38.9% und 41.2% nach dem ersten, zweiten und dritten Block Hämoglobinwerte zwischen 65 und 80 g/l (Grad 3). Sehr niedrige Hämoglobinwerte von weniger als 65 g/l (Grad 4) wiesen nach dem ersten, zweiten und dritten Block 16.1%, 15.4% und 24.1% der Patienten auf. 12.6%, 4.6% und 4.1% der Patienten dagegen hatten Hämoglobinwerte in der Altersnorm. Bezüglich der Thrombozytenzahlen wiesen 21.0%, 19.9% und 21.3% aller Patienten niedrige (< 50 G/l, Grad 3) und 46.0%, 59.7% und 45.6% sehr niedrige Thrombozytenzahlen (< 25 G/l, Grad 4) auf. Sowohl die Leukozyten- als auch die Granulozytenwerte erreichen bei sehr hohen Patientenanteilen Zahlen kleiner als 2 bzw. 1 G/l (Grad 3 oder 4). Der Anteil von Patienten mit einer sehr niedrigen Leukozytenzahl von < 1 G/l (Grad 4) beträgt nach den ersten 3 Blöcken nacheinander 48.0%, 70.5% und 54.1%. Der Prozentsatz von Patienten mit einer Granulozytenzahl von < 0.5 G/l (Grad 4) erreicht nach den ersten 3 Blöcken nacheinander sogar 66.7%, 79.0% und 64.2%. Der Anteil an Patienten, die während der ersten 3 Blöcke eine Granulozytenzahl von mindestens 1.5 G/l aufwiesen (Toxizitätsgrad 0, 1 oder 2) beträgt maximal (nach dem 3. Block) 18.3%. Bezüglich der Toxizitätswerte für Hämoglobin, Leukozyten, Granulozyten und Thrombozyten nach den einzelnen Therapieblöcken bestanden keine statistisch signifikanten Unterschiede zwischen den beiden Therapiezweigen.

Zur Erfassung der Induktionstoxizität wurden die Thrombozytenzahlen zusammengefasst für alle 3 Blockintervalle ausgewertet. Patienten des Zweigs mit G-CSF wiesen bezüglich der Thrombozytenzahlen statistisch signifikant höhere Toxizitätsgrade auf (p=0.012). In Tabelle 7 sind die Thrombozytentoxizitätswerte nach den ersten drei Blöcken getrennt für die beiden

Therapiezweige dargestellt. Ein Wert von kleiner als 25 G/l (Grad 4) wird im Zweig mit G-CSF in 54.9% der Blöcke verglichen mit 45.1% der Blöcke im Zweig ohne G-CSF aufgewiesen. 17.3% der Patienten ohne G-CSF und 13.7% der Patienten mit G-CSF hatten einen Thrombozytenwert von mindestens 100 G/l (Grad 0). Dennoch ergeben sich für die Thrombozytentoxizitäten nach den einzelnen Blöcken keine statistisch signifikanten Unterschiede. Bezüglich der Hämoglobin-, Leukozyten- und Granulozytentoxizität gab es weder nach den einzelnen Blöcken noch zusammengefasst für alle 3 Blockintervalle statistisch signifikante Unterschiede zwischen den Therapiezweigen.

Tabelle 7: Verteilung der Patienten entsprechend der Thrombozytenzahlen nach den ersten 3 Blöcken (Toxizitätsgrade 0-4)

	Grad	G-CSF -	G-CSF +
>= 100 G/l	0	41 (17.3%)	39 (13.7%)
< 100 G/l	1	16 (6.8%)	12 (4.2%)
< 75 G/l	2	26 (11.0%)	16 (5.6%)
< 50 G/l	3	47 (19.8%)	61 (21.5%)
< 25 G/l	4	107 (45.1%)	156 (54.9%)

p = 0.012

In Abbildung 5 ist die Toxizitätsaufteilung für die Granulozyten in Grad 4 und alle Grade kleiner als 4 für alle ausgewerteten Blöcke dargestellt. Somit beziehen sich die Zahlen auf die Anzahl der Blöcke, nicht auf die Anzahl der Patienten. Da der Toxizitätsgrad 4 einen klinisch besonders relevanten Wert darstellt (Fehlen jeglicher granulozytärer Abwehrfunktion), wird diese Aufteilung gesondert dargestellt, um hierbei die Unterschiede zwischen den Therapiezweigen beurteilen zu können. Dabei werden die jeweiligen Anteile der Patienten in Prozent der ausgewerteten Blöcke für jeden der ersten 3 Blöcke getrennt dargestellt.

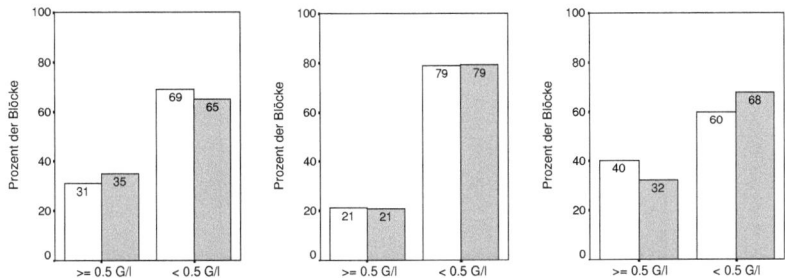

Abbildung 5: *Granulozytenzahlen nach Block 1, nach Block 2 und nach Block 3 in den Therapiezweigen ohne G-CSF (weißer Balken) und mit G-CSF (grauer Balken)*

Insgesamt beträgt der Anteil der Patienten mit einer sehr niedrigen Granulozytenzahl von 0.5 G/l oder weniger (Toxizitätsgrad 4) nach dem ersten Block 66.7%, nach dem 2. Block 79.0% und nach dem 3. Block 64.2%. Für keinen der 3 Blöcke ist der Unterschied statistisch signifikant. In Abbildung 5 wird die entsprechende Aufteilung in die beiden Therapiezweige mit und ohne G-CSF veranschaulicht. Die prozentuale Aufteilung der Patienten in diejenigen mit einer Granulozytenzahl von kleiner als 0.5 G/l und diejenigen mit einer höheren Zahl unterscheidet sich nur unwesentlich. Nach dem zweiten Block sind die Prozentsätze der beiden Patientengruppen sogar nahezu identisch mit 78.9% im Zweig ohne G-CSF und 79.1% im Zweig mit G-CSF (Grad 4) bzw. 21.1% im Zweig ohne G-CSF und 20.9% im Zweig mit G-CSF (Grad < 4). Nach dem dritten Block ist der Unterschied etwas grösser mit 59.7% im Zweig ohne G-CSF und 67.8% im Zweig mit G-CSF.

In Abbildung 6 ist die Induktionstoxizität dargestellt. Zu ihrer Berechnung wurden die Anteile an Patienten mit einer Granulozytenzahl kleiner als 0.5 G/l zusammengefasst und bezüglich der ausgewerteten Blöcke für alle 3 Blockintervalle bestimmt. Somit bezieht sich die Zahl auch hier auf die Anzahl der Blöcke, nicht auf die Anzahl der Patienten. Im Zweig ohne G-CSF hatten 69.2% der Patienten eine Granulozytenzahl von kleiner als 0.5 G/l, im Zweig mit G-CSF 70.6%. Auch hier gibt es keinen statistisch signifikanten Unterschied zwischen den Therapiezweigen (p=0.788).

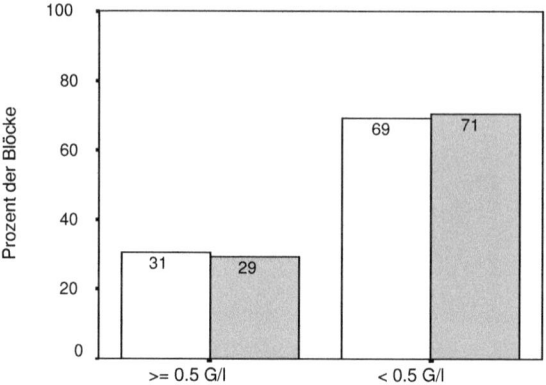

Abbildung 6: *Granulozytenwerte insgesamt nach den ersten 3 Blöcken in den Therapiezweigen ohne G-CSF (weißer Balken) und mit G-CSF (grauer Balken)*

4.2.2 Infektion und Fieber

Nachfolgend werden das Auftreten von Infektionen und Fieber nach den ersten 3 Chemotherapieblöcken sowie die Unterschiede, die sich durch die Randomisierung in die beiden Therapiezweige ergeben, dargestellt. Nach WHO-Kriterien erfolgte die Einteilung der Schwere der Toxizität in 5 Grade, von Grad 0 (keine Infektion bzw. kein Fieber) bis Grad 4 (lebensbedrohliche Infektion mit Hypotonie bzw. Fieber über 40°C länger als 24 Stunden).

In 49.2% der Blöcke (n=252) traten keine Anzeichen von Infektion auf. In 10.2% (n=52) traten leichte Infektionen auf (Grad 1). Bei 40.7% der Blöcke (n=208) waren die Infektionen mit einem Toxizitätsgrad 2 oder größer als 2 dokumentiert. Lebensbedrohliche Infektionen (Grad 4) traten nur in 1.8% der Blöcke auf (n=9). Die Verteilung der Toxizitätsgrade der Infektionen für jeden einzelnen der ersten drei Therapieblöcke (F1, F2 und R1) ist in Tabelle 8 zusammengefasst. Die Verteilung der Toxizitäten während der ersten 3 Blöcke war entsprechend dem Kruskal-Wallis-Test statistisch signifikant unterschiedlich (gesamt p = 0.001), d.h. es gab hinsichtlich des Auftretens von Infektionen während der Blöcke 1 bis 3 deutliche Unterschiede. Bezüglich der beiden Therapiezweige mit bzw. ohne G-CSF ließen sich für den 1. Block (p=0.378), für den 2. Block (p=0.143) und für den 3. Block (p=0.155) getrennt betrachtet keine Unterschiede nachweisen. In Tabelle 8 wird ersichtlich, dass in den ersten 2 Blöcken häufiger Infektionen auftraten, insbesondere in Block 2. In Block 3 traten die wenigsten Infektionen auf.

Tabelle 8: Verteilung der Toxizitätsgrade der Infektionen nach den ersten 3 Blöcken

	Block 1	Block 2	Block 3	Signifikanz
Infektion Grad 0	91 (52.3%)	64 (37.4%)	97 (58.1%)	
Infektion Grad 1	17 (9.8%)	18 (10.5%)	17 (10.2%)	
Infektion Grade 2	46 (26.4%)	69 (40.4%)	38 (22.8%)	
Infektion Grad 3	17 (9.8%)	16 (9.4%)	13 (7.8%)	
Infektion Grad 4	3 (1.7%)	4 (2.3%)	2 (1.2%)	
Gesamt	174 (100%)	171 (100%)	167 (100%)	p = 0.001

In Tabelle 9 ist die Häufigkeit des Auftretens und die Schwere von Infektionen bei allen Patienten nach den ersten drei Chemotherapieblöcken getrennt für die beiden Therapiezweige mit und ohne G-CSF dargestellt.

Tabelle 9: Auftreten von Infektionen nach den ersten 3 Chemotherapieblöcken im Zweig ohne G-CSF und im Zweig mit G-CSF (Induktionstoxizität)

	Gesamt	G-CSF -	G-CSF +	p-Wert
keine	252 (49.2%)	102 (44.2%)	150 (53.4%)	
leicht	52 (10.2%)	24 (10.4%)	28 (10.0%)	
mäßig; kein Erregernachweis; i.v. Antibiotika	153 (29.9%)	76 (32.9%)	77 (27.4%)	
schwer; Erregernachweis; i.v. Antibiotika	46 (9.0%)	26 (11.3%)	20 (7.1%)	
lebensbedrohlich; mit Hypotonie	9 (1.8%)	3 (1.3%)	6 (2.1%)	
Gesamt	512 (100%)	231 (100%)	281 (100%)	p = 0.031

Das Auftreten von Infektionen war im Zweig ohne G-CSF signifikant höher als im Zweig mit G-CSF (p=0.031). Im Zweig ohne G-CSF traten mäßige und schwere Infektionen (Grad 2-4) in 45.5% der Blöcke (n=105) auf, während im Zweig mit G-CSF die Häufigkeit der Infektionen mit mäßigen oder schweren Infektionen 36.7% (n=103) betrug (p=0.044). Die Unterschiede der Häufigkeiten sind in Abbildung 7 dargestellt. Relevant sind Infektionen von mindestens Grad 2, während Infektionen von Grad 0 oder 1 klinisch unbedeutend sind. Aus diesem Grund wurden Patienten mit mäßiger und schwerer Infektion zusammengefasst. Dargestellt sind die Prozentwerte.

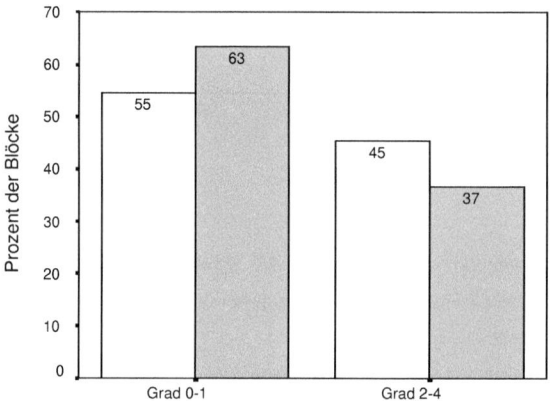

Abbildung 7: *Inzidenz von Infektionen Grad 2-4 nach den ersten 3 Blöcken im Zweig mit G-CSF (graue Balken) und im Zweig ohne G-CSF (weiße Balken)*

Lebensbedrohliche Infektionen (Grad 4) kamen im Zweig ohne G-CSF in 1.3% der Blöcke (n=3) und im Zweig mit G-CSF in 2.1% der Blöcke (n=6) vor. Dieser Unterschied war statistisch nicht signifikant (p=0.474).

Bezüglich fieberhafter Episoden traten in 45.1% der Blöcke keine erhöhten Temperaturen auf (n=234). In 14.6% (n=76) trat leichtes Fieber unter 38°C auf (Grad 1). Bei 40.3% der Blöcke (n=209) war Fieber mit einem Toxizitätsgrad 2 oder größer als 2 dokumentiert. Fieber über 40°C länger als 24 Stunden (Grad 4) trat in 1.3% der Blöcke auf (n=7). Die Verteilung der Toxizitätsgrade des Fiebers für jeden einzelnen der ersten drei Therapieblöcke (F1, F2 und R1) ist in Tabelle 10 zusammengefasst. Die Verteilung der Toxizitäten während der ersten 3 Blöcke war entsprechend dem Kruskal-Wallis-Test statistisch signifikant unterschiedlich (gesamt p = 0.000). Es gab hinsichtlich des Auftretens von Fieber während der Blöcke 1 bis 3 also deutliche Unterschiede. Aus Tabelle 10 geht hervor, dass in Block 1 häufiger fieberhafte Episoden auftraten. In Block 3 kam es am wenigsten zu Fieber. Bezüglich der beiden Therapiezweige mit bzw. ohne G-CSF ließen sich für den 1. Block (p=0.143), für den 2. Block (p=0.098) und für den 3. Block (p=0.219) keine Unterschiede nachweisen.

Tabelle 10: Verteilung der Toxizitätsgrade des Fiebers nach jedem der ersten 3 Blöcke

	Block 1	Block 2	Block 3	Signifikanz
Fieber Grad 0	81 (46.6%)	59 (33.9%)	94 (55.0%)	
Fieber Grad 1	29 (16.7%)	24 (13.8%)	23 (13.5%)	
Fieber Grad 2	55 (31.6%)	81 (46.6%)	48 (28.1%)	
Fieber Grad 3	6 (3.4%)	8 (4.6%)	4 (2.3%)	
Fieber Grad 4	3 (1.7%)	2 (1.1%)	2 (1.2%)	
Gesamt	174 (100%)	174 (100%)	171 (100%)	p = 0.000

In Tabelle 11 sind die Blocktoxizitäten bezüglich des Fiebers sowohl insgesamt als auch getrennt für die beiden Zweige mit und ohne G-CSF zusammengefasst.

Tabelle 11: Auftreten von Fieber nach den ersten 3 Chemotherapieblöcken

	Gesamt	G-CSF -	G-CSF +	p-Wert
kein Fieber	234 (45.1%)	90 (38.6%)	144 (50.3%)	
< 38°C	76 (14.6%)	35 (15.0%)	41 (14.3%)	
<= 40°C	184 (35.5%)	98 (42.1%)	86 (30.1%)	
> 40°C ; < 24 Std.	18 (3.5%)	8 (3.4%)	10 (3.5%)	
> 40°C ; >= 24 Std	7 (1.3%)	2 (0.9%)	5 (1.7%)	
Gesamt	519 (100%)	233 (100%)	286 (100%)	p = 0.010

Die Verteilung der Toxizitäten bezüglich des Auftretens von Fieber war im Zweig ohne G-CSF statistisch signifikant höher als im Zweig mit G-CSF (p=0.010). Im Zweig ohne G-CSF traten mäßiges und schweres Fieber (Grad 2-4) in 46.4% (n=108) der Blöcke auf, während im Zweig mit G-CSF die Häufigkeit der Infektionen mit mäßigem oder schwerem Fieber 35.3% (n=101) betrug (p=0.011). Relevant ist wiederum das Auftreten von Fieber Grad 2 oder höher, da Fieber Grad 0 oder 1 klinisch unbedeutend ist und daher Patienten mit Fieber Grad 2 bis 4 zusammengefasst wurden. Die Prozentangaben der Häufigkeiten im Zweig ohne G-CSF (weiße Balken) und im Zweig mit G-CSF (graue Balken) sind in Abbildung 8 dargestellt.

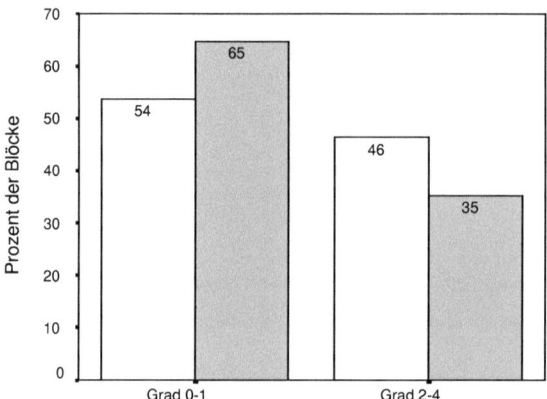

Abbildung 8: *Inzidenz von Fieber Grad 2-4 nach den ersten 3 Blöcken in den Therapiezweigen ohne G-CSF (weiße Balken) und mit G-CSF (graue Balken)*

Fieber über 40°C länger als 24 Stunden (Grad 4) kam im Zweig ohne G-CSF in 0.9% der Blöcke (n=2) und im Zweig mit G-CSF in 1.7% der Blöcke (n=5) vor. Dieser Unterschied war statistisch nicht signifikant (p=0.382).

4.2.3 Schleimhauttoxizität und gastrointestinale Komplikationen

Im Folgenden werden toxische Wirkungen der Chemotherapie auf die Mundschleimhaut und auf den Gastrointestinaltrakt dargestellt. Als Toxizitätsparameter wurden Stomatitis, Übelkeit, Erbrechen und Diarrhoe ausgewertet.

Für alle vier Toxizitätsparameter stellt der Anteil der Patienten mit guter Verträglichkeit (Grad 0) mit 49.7% bis 78.3% den deutlich größten Anteil dar. Bezüglich Stomatitis und Übelkeit traten bei 49.7 und 52.8% der Patienten keine Toxizitätszeichen auf, d.h. bei höchstens 50.3% der Patienten kam es zu Erythemen und Ulzera im Mundbereich. Bei etwa einem Viertel der Patienten traten während der ersten drei Blöcke, unabhängig von der Schwere der Toxizität, Erbrechen (27.8%) und Diarrhoe (21.7%) auf. Bei knapp der Hälfte der Patienten (47.2%) kam es zu Übelkeit, bei 27.8% kam es zu Erbrechen. Als gastrointestinale Komplikation wurde bei 21.7% der Patienten eine Diarrhoe dokumentiert. Nur vereinzelt traten lebensbedrohliche Toxizitäten (Grad 4) auf. In nur einem Block trat bei einem Patienten eine Übelkeit Grad 4 (verhinderte Nahrungsaufnahme) auf, in 2 Blöcken wurde ein mehr als 10-maliges Erbrechen pro Tag angegeben. In 5 Blöcken wurde bei den Patienten eine mehr als 10-malige blutige Diarrhoe pro Tag angegeben. Bei 13 Blöcken war aufgrund einer Stomatitis eine totale parenterale Ernährung notwendig (Grad 4). Von allen vier Toxizitätsparametern ist die Ausprägung der Stomatitis bei den Patienten am größten, dennoch traten bei zwei Drittel der Patienten höchstens schmerzlose Ulzera und Erytheme an der Mundschleimhaut auf.

Zwischen den beiden Therapiezweigen mit und ohne G-CSF gab es während der ersten 3 Blöcke bezüglich des Auftretens von Stomatitis (p=0.783), Übelkeit (p=0.789), Erbrechen (p=0.809) und Diarrhoe (p=0.539) keine statistisch signifikanten Unterschiede. Auch bei der separaten Auswertung der einzelnen Blöcke (F1, F2 und R1) konnte kein Unterschied der genannten Toxizitätsparameter zwischen den Therapiezweigen nachgewiesen werden.

In Tabelle 12 ist für die ersten 3 Blöcke der Anteil der Patienten, die in Bezug auf Stomatitis, Übelkeit, Erbrechen und Diarrhoe eine gute (Grad 0) oder mäßig gute (Grad 1) Therapieverträglichkeit aufwiesen, dargestellt.

Tabelle 12: Anteil der Patienten mit guter und mäßig guter Verträglichkeit (Toxizitätsgrad 0 oder 1) bezüglich Schleimhauttoxizität und gastrointestinaler Komplikationen

nach Block	Stomatitis	Übelkeit	Erbrechen	Diarrhoe
1 (F1)	116 (65.9%)	138 (80.3%)	155 (91.2%)	157 (89.7%)
2 (F2)	143 (81.7%)	142 (84.0%)	157 (92.9%)	161 (92.0%)
3 (R1)	133 (78.2%)	149 (88.7%)	148 (90.3%)	158 (93.0%)

4.2.4 Organtoxizitäten

Im Folgenden werden die toxischen Wirkungen der Chemotherapie auf die Niere, die Leber und die Haut dargestellt. Die Nierentoxizität wurde anhand der Parameter Creatinin, Proteinurie, Hämaturie und Creatinin clearance beurteilt. Die Lebertoxizität wurde anhand der Transaminasen (sGOT und sGPT) sowie des Bilirubins ausgewertet. Die Hauttoxizität wurde mittels Angaben über Hautveränderungen und deren Ausmaß beurteilt.

Toxische Wirkungen auf die Niere traten nur in sehr geringem Maße auf. 95.5% (483 Blöcke) der Patienten hatten Creatininwerte in der Altersnorm (Grad 0). 4.2% (21 Blöcke) der Patienten zeigten einen Creatininanstieg auf höchstens das Anderthalbfache der Altersnorm (Grad 1). Nur jeweils ein Patient in einem Block wies während der ersten drei Blöcke ein Dreifaches bzw. ein Sechsfaches des Altersnormwertes für Creatinin auf (Grad 2 bzw. 3). Bei keinem Patienten wurde ein Creatininwert über dem Sechsfachen der Altersnorm (Grad 4) dokumentiert. 95.9% (417 Blöcke) der Patienten hatten keine Proteinurie (Grad 0). Bei keinem Patienten betrug die Proteinurie über 3 g/l. Eine Hämaturie bekamen nur 3.7% der Patienten (16 Blöcke) und ließ sich bei allen nur mikroskopisch nachweisen (Grad 1). Die Creatinin clearance blieb bei 94.8% der Patienten (271 Blöcke) im Altersnormbereich und fiel bei den 5.2% der Patienten mit reduzierten Werten (15 Blöcke) nicht unter 80 ml/min (Grad 1).

Zwischen den beiden Therapiezweigen mit und ohne G-CSF gab es während der ersten 3 Blöcke bezüglich der Creatinin clearance einen statistisch signifikanten Unterschied (p=0.040). Im Zweig mit G-CSF wiesen 92.3% der Patienten eine Creatinin clearance über 90 ml/min auf, im Zweig ohne G-CSF dagegen 97.7%. In Tabelle 13 ist die Verteilung der Toxizitätsgrade der Creatinin clearance während der ersten 3 Blöcke getrennt für die beiden Zweige mit und ohne G-CSF zusammengefasst.

Tabelle 13: Creatinin clearance während der ersten 3 Blöcke in den Therapiezweigen mit und ohne G-CSF

	G-CSF -	G-CSF +	
>= 90 ml/min	128 (97.7%)	143 (92.3%)	
< 80 ml/min	3 (2.3%)	12 (7.7%)	
keine Angaben	109	143	p-Wert 0.040

Auch die Toxizität der Chemotherapie auf die Leber blieb gering. 75.8% der Patienten (367 Blöcke) hatten Bilirubinwerte im Normalbereich (Grad 0). 16.1% der Patienten (78 Blöcke) hatten erhöhte Bilirubinwerte, die jedoch das Anderthalbfache des Altersnormalwertes nicht überschritten (Grad 1 und 2). Eine Erhöhung des Bilirubins bis zum Dreifachen des Normalwertes zeigten 6.2% der Patienten (30 Blöcke). 1.9% der Patienten (9 Blöcke) wiesen eine Erhöhung des Bilirubinwertes um das mindestens Dreifache auf (Toxizitätsgrad 4). Von einer Erhöhung der Transaminasen (sGOT und sGPT) waren 62.9% der Patienten (311 Blöcke) betroffen. 31.1% (159 Blöcke) zeigten eine nur geringe Erhöhung von bis zu 2.5-mal der Altersnorm (Grad 1). 17.0% (87 Blöcke) zeigten eine bis zu fünffache (Grad 2), 12.7% (65 Blöcke) eine bis zu zwanzigfache Erhöhung der sGOT/sGPT-Werte (Grad 3). 2.1% der Patienten (11 Blöcke) wiesen eine Erhöhung der Transaminasen um mehr als das Zwanzigfache auf (Grad 4).

Zwischen den beiden Therapiezweigen gab es während der ersten 3 Blöcke bezüglich der Bilirubinwerte keine statistisch signifikanten Unterschiede. Bezüglich der Transaminasen gab es jedoch einen statistisch signifikanten Unterschied zwischen den Therapiezweigen mit und ohne G-CSF (p=0.047), wobei mehr Patienten im G-CSF-Zweig als im Zweig ohne G-CSF eine Transaminasenerhöhung aufwiesen. In Tabelle 14 ist die Verteilung der Toxizitätsgrade der Transaminasen während der ersten 3 Blöcke getrennt für die beiden Therapiezweige mit und ohne G-CSF zusammengefasst.

Tabelle 14: Transaminasen (sGOT und sGPT) während der ersten 3 Blöcke in den Therapiezweigen mit und ohne G-CSF

	G-CSF -	G-CSF +
Altersnorm	97 (42.2%)	93 (33.0%)
<=2.5 x Altersnorm	67 (29.1%)	92 (32.6%)
<=5.0 x Altersnorm	34 (14.8%)	53 (18.8%)
<=20.0 x Altersnorm	29 (12.6%)	36 (12.8%)
>20.0 x Altersnorm	3 (1.3%)	8 (2.8%)
keine Angaben	10	16	p-Wert 0.047

Hautveränderungen wurden je nach ihrer Ausprägung in die Kategorien keine (Grad 0), Erythem (Grad 1), trockene Desquamation, Vaskulitis oder Pruritus (Grad 2), feuchte Desquamation oder Ulzeration (Grad 3) und exfoliative Dermatitis oder Nekrosen (Grad 4) eingeteilt. 85.0% (432 Blöcke) der Patienten hatten keine Hautveränderungen (Grad 0). 14.5% (74 Blöcke) der Patienten hatten leichte oder mäßige Hautveränderungen in Form von Erythem (Grad 1) oder trockener Desquamation, Vaskulitis oder Pruritus (Grad 2). Nur bei 2 Patienten (0.4%) kam es während der ersten drei Blöcke zu schweren Hautveränderungen, welche dem

Toxizitätsgrad 3 zugeordnet wurden (feuchte Desquamation oder Ulzerationen). Kein Patient entwickelte eine exfoliative Dermatitis oder Nekrosen (Grad 4). Zwischen den Therapiezweigen mit und ohne G-CSF gab es während der ersten 3 Blöcke bezüglich Hautveränderungen keine statistisch signifikanten Unterschiede (p=0.695).

Die Neurotoxizität der Chemotherapie wurde anhand der zentralen und der peripheren Neurotoxizität beurteilt. Die stärkste Ausprägung (Toxizitätsgrad 4) der zentralen Neurotoxizität waren Koma und Krämpfe, der peripheren Neurotoxizität eine Paralyse. Nach den ersten drei Blöcken traten bei 93.0% der Patienten (477 Blöcke) keine peripheren neurologischen Veränderungen und bei 94.0% (483 Blöcke) keine zentralen neurotoxischen Wirkungen auf (Grad 0). 7.0% der Patienten litten insgesamt unter Parästhesien (Grad 1-3). Dabei hatten 1.9% (10 Blöcke) schwere Parästhesien (Grad 2) und 1.2% (6 Blöcke) unerträgliche Parästhesien mit deutlichen motorischen Verlusten (Grad 3). Bei keinem Patienten trat eine Paralyse (Grad 4) auf. Von den 6.0% der Patienten mit zentralen neurotoxischen Wirkungen während der ersten 3 Blöcke hatte der größte Teil (4.7% des Kollektivs, 24 Blöcke) lediglich eine vorübergehende Lethargie (Grad 1). Insgesamt trat in 5 Blöcken (1.0%) eine Somnolenz auf (Grad 2 und 3). Bei 4 der 5 betroffenen Patienten bestand die Somnolenz über mehr als die Hälfte der Zeit des Therapieblocks und war von Halluzinationen begleitet (Grad 3). Bei 2 Patienten kam es zu Krämpfen oder zum Koma (Grad 4). Zwischen den beiden Therapiezweigen mit und ohne G-CSF gab es während der ersten 3 Blöcke bezüglich peripherer (p=0.195) und zentraler (p=0.233) Neurotoxizität keine statistisch signifikanten Unterschiede.

4.2.5 Allgemeinbefinden

Die Beurteilung des Allgemeinbefindens unterlag einer subjektiven Einteilung in 5 verschiedene Grade von gut (Grad 0) bis sehr schlecht (Grad 4). Angaben zum Allgemeinbefinden lagen für 439 Blöcke vor. Für 99 Blöcke lagen keine Angaben vor. Während der ersten 3 Blöcke wurden 31.4% aller Patienten (138 Blöcke) des Kollektivs mit Grad 0, 40.3% (177 Blöcke) mit Grad 1, 17.8% (78 Blöcke) mit Grad 2, 7.7% (34 Blöcke) mit Grad 3 und 2.7% (12 Blöcke) mit Grad 4 beurteilt. Für nur 10.4% der Patienten wurde damit das Allgemeinbefinden nach den ersten 3 Blöcken mit „schlecht" beurteilt (Grad 3 bzw. 4).

In Tabelle 15 sind die Ergebnisse der Toxizitätsauswertung der einzelnen Blöcke (F1, F2 bzw. R1) für das Allgemeinbefinden für die ersten 3 Blöcke zusammengefasst. Der p-Wert bezieht sich auf die Unterschiede zwischen den Therapiezweigen mit und ohne G-CSF.

Tabelle 15: Allgemeinbefinden nach den ersten 3 Blöcken in beiden Therapiezweigen

	Block 1	Block 2	Block 3
Grad 0	45 (30.4%)	43 (29.3%)	50 (34.7%)
Grad 1	59 (39.9%)	60 (40.8%)	58 (40.3%)
Grad 2	25 (16.9%)	28 (19.0%)	25 (17.4%)
Grad 3	10 (6.8%)	14 (9.5%)	10 (6.9%)
Grad 4	9 (6.1%)	2 (1.4%)	1 (0.7%)
p-Wert	0.500	0.066	0.649

Nach dem ersten Block wurden 30.4% (45 Blöcke) der Patienten Grad 0 und 39.9% (59 Blöcke) der Patienten Grad 1 zugeordnet. Mit Grad 2 wurden 16.9% (25 Blöcke) und mit Grad 3 6.8% (10 Blöcke) der Patienten beurteilt. Grad 4 (sehr schlechtes Allgemeinbefinden) wurde nur 6.1% (9 Blöcke) der Patienten zugeordnet. Die Unterschiede zwischen den Therapiezweigen bezüglich des Allgemeinbefindens nach Block 1 sind nicht statistisch signifikant (p=0.500).

Nach dem zweiten Block vertrugen mehr als zwei Drittel der Patienten die Therapie gut oder mäßig gut. 29.3% (43 Blöcke) der Patienten wurde ein Allgemeinbefinden Grad 0 und 40.8% (60 Blöcke) der Patienten Grad 1 zugeordnet. Mit Grad 2 wurden 19.0% (28 Blöcke) und mit Grad 3 9.5% (14 Blöcke) beurteilt. Nur 2 Patienten (1.4%) wurde Grad 4 (sehr schlechtes Allgemeinbefinden) zugewiesen. Auch nach Block 2 sind die Unterschiede zwischen den Therapiezweigen bezüglich des Allgemeinbefindens nicht statistisch signifikant (p=0.066).

Nach dem dritten Block vertrugen drei Viertel der Patienten die Therapie gut oder mäßig gut. 34.7% (50 Blöcke) der Patienten wurde ein Allgemeinbefinden Grad 0 und 40.3% (58 Blöcke) der Patienten ein Allgemeinbefinden Grad 1 zugeordnet. 17.4% der Patienten (25 Blöcke) wurden mit Grad 2 beurteilt. Weniger als 7% der Patienten (6.9%, 10 Blöcke) wiesen eine schlechte Verträglichkeit auf (Grad 3), nur ein Patient (0.7%) wies eine sehr schlechte Verträglichkeit (Grad 4) auf. Auch nach Block 3 sind die Unterschiede zwischen den Therapiezweigen bezüglich des Allgemeinbefindens nicht statistisch signifikant (p=0.649).

Wird das Allgemeinbefinden getrennt für die beiden Therapiezweige ausgewertet, ergeben sich die in Tabelle 16 zusammengefassten Ergebnisse.

Tabelle 16: Allgemeinbefinden während der ersten 3 Blöcke in den Therapiezweigen mit und ohne G-CSF

	G-CSF -	G-CSF +	
Grad 0	56 (29.2%)	82 (33.2%)	
Grad 1	73 (38.0%)	104 (42.1%)	
Grad 2	38 (19.8%)	40 (16.2%)	
Grad 3	18 (9.4%)	16 (6.5%)	
Grad 4	7 (3.6%)	5 (2.0%)	
keine Angaben	48	51	p-Wert 0.090

Der Therapiezweig mit G-CSF enthält mehr Patienten, deren Allgemeinbefinden mit Grad 0 oder Grad 1 eingeschätzt wurde, als der Therapiezweig ohne G-CSF. 33.2% der Patienten mit G-CSF verglichen mit 29.2% der Patienten ohne G-CSF wurde Grad 0, und 42.1% der Patienten mit G-CSF verglichen mit 38.0% der Patienten ohne G-CSF wurde Grad 1 zugeordnet. Dieser Unterschied während der ersten drei Therapieblöcke ist jedoch nicht statistisch signifikant (p=0.090).

4.3 Therapierealisation

4.3.1 Blockabstände

Mit Hilfe der Blockabstände wurde erfasst, inwieweit das Therapieprotokoll die Durchführung der Chemotherapie innerhalb des vorgegebenen Zeitrahmens ermöglichte. Der Blockabstand ist definiert als die Dauer in Tagen vom Beginn eines Blocks bis zum Beginn des nächsten. Außerdem wurde ermittelt, inwiefern sich Unterschiede in der zeitlichen Durchführung der Therapie bei Gabe von G-CSF gegenüber der Therapie ohne G-CSF ergeben. Das Protokoll gab vor, dass mit dem F2-Block am 15. Tag nach Beginn des F1-Blocks begonnen werden sollte. Der Beginn des 3. und 4. Blocks sollte möglichst am jeweils 21. Tag erfolgen, konnte jedoch auch eher beginnen, sofern der Granulozytenwert 0,5 G/l überschritt. Unter der Bedingung, dass definierte Mindestwerte der Blutbildparameter erreicht worden waren, sollten die darauf folgenden R1-und R2-Blöcke immer mit einem Abstand von 21 Tagen zum Beginn des davorliegenden Blocks appliziert werden.

Die Dauer der Blockabstände konnte bei insgesamt 174 Patienten erfasst werden. In Tabelle 17 ist dargestellt, für wie viele der 182 Patienten mit Blockdokumentation für jeden Block der zeitliche Abstand zum nächsten Block dokumentiert wurde. Nicht enthalten sind neben den

Patienten, für die keine Dokumentation der Daten der jeweiligen Blockbeginne zur Verfügung stand, auch solche, die den entsprechenden Block aufgrund eines Folgeereignisses nicht mehr erhalten haben.

Tabelle 17: *Dokumentation der Blockabstände*

Nach Block	dokumentiert (Gesamtkollektiv)	G-CSF -	G-CSF +
1 (F1)	174 (95.6%)	76 (43.7%)	98 (56.3%)
2 (F2)	172 (94.5%)	76 (44.2%)	96 (55.8%)
3 (R1)	167 (91.8%)	74 (44.3%)	93 (55.7%)

Im Folgenden werden die Blockabstände, das heißt der zeitliche Abstand vom Beginn eines Blocks bis zum Beginn des folgenden, für die Abstände nach den ersten drei Chemotherapieblöcken dargestellt.

Der zweite Block sollte laut Studienprotokoll 14 Tage nach Beginn des ersten Blocks appliziert werden. Der Median lag für alle Patienten zusammen tatsächlich bei 15.0 Tagen. Bei 44.8% (n=78) der Patienten wurde die Therapie nach 14 Tagen oder weniger fortgesetzt. Nach 15 bis 17 Tagen wurde bei 20.7% (n=36) der Patienten der zweite Block begonnen. 25.3% (n=44) der Patienten erhielten den zweiten Block nach 18-21 Tagen. Nach mehr als 21 Tagen wurde der zweite Block bei 9.2% (n=16) der Patienten verabreicht (Abbildung 9).

Für die Patienten des G-CSF-Zweigs lag der Median bei 14.0 Tagen. Bei der Gruppe der Patienten, die kein G-CSF erhielten, lag er bei 16.0 Tagen. Von den Patienten des G-CSF-Zweigs konnten 52.0% (n=51) in höchstens 14 Tagen mit dem 2. Block beginnen, von denen, die kein G-CSF erhielten, 35.5% (n=27). Insgesamt waren die Unterschiede der Blockabstände nach dem 1. Block in Tagen für die Patienten mit G-CSF gegenüber denen ohne G-CSF statistisch signifikant ($p=0.018$).

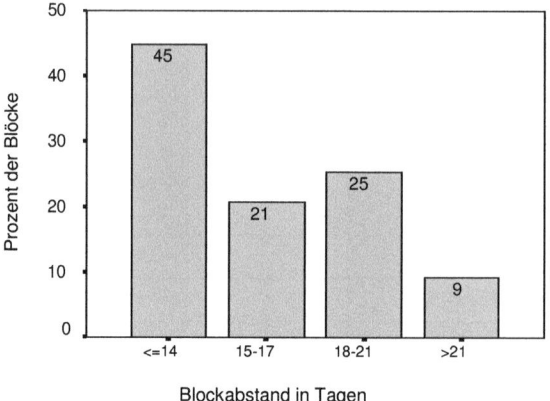

Abbildung 9: *Blockabstände nach dem 1. Block*

Der dritte Block wurde nach Beginn des zweiten Blocks im Median nach 21.0 Tagen begonnen. Dieses entsprach dem Sollwert. 29.1% (n=50) der Patienten erhielten den dritten Block nach höchstens 20 Tagen, weitere 29.7% (n=51) der Patienten nach genau 21 Tagen. 22 bis 28 Tage nach Beginn des zweiten Blocks erhielten 36.0% (n=62) der Patienten den folgenden Block. Nur 5.2% (n=9) der Patienten wiesen Blockabstände von mehr als 28 Tagen auf (Abbildung 10).

Der Median lag für den Zweig der Patienten mit G-CSF bei 21.0 Tagen und für den ohne G-CSF bei 21.5 Tagen. Die Patienten des G-CSF-Zweigs begannen zu 34.4% (n=33) in höchstens 20 Tagen mit dem folgenden Block, während die Patienten ohne G-CSF zu 22.4% (n=17) im gleichen Zeitraum mit dem 3. Block begannen. Nach genau 21 Tagen konnte bei 31.3% (n=30) der Patienten mit G-CSF und bei 27.6% (n=21) derjenigen ohne G-CSF die Therapie fortgesetzt werden. 50.0% (n=48) der Patienten, die kein G-CSF erhielten, begannen den 3. Block nach 22 bis 28 Tagen oder nach mehr als 28 Tagen verglichen mit 34.4% (n=33) der Patienten mit G-CSF. Insgesamt unterschied sich die Dauer der Blockabstände in Tagen nach dem 2. Block zwischen beiden Gruppen statistisch signifikant (p=0.009).

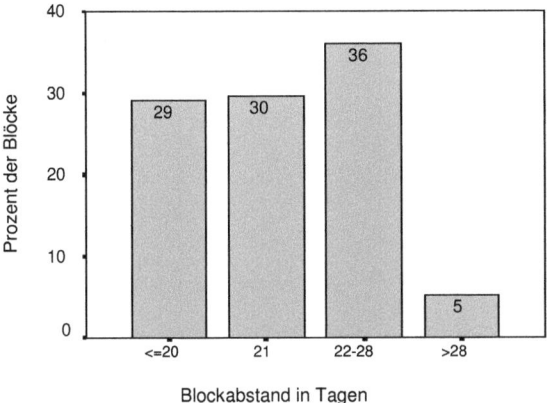

Abbildung 10: *Blockabstände nach dem 2. Block*

Im Median wurde die Therapie nach Beginn des 3. Blocks nach 21.0 Tagen fortgesetzt, welches wieder dem Sollwert entsprach. Bei 21.0% (n=35) der Patienten wurde der 4. Block nach höchstens 20 Tagen begonnen. Nach genau 21 Tagen wurde bei 38.9% (n=65) der Patienten die Therapie fortgesetzt. 35.9% (n=60) der Patienten begannen mit dem 4. Block 22 bis 28 Tage nach Beginn des 3. Blocks. Nur bei 4.2% (n=7) der Patienten wurde mit der Therapiefortführung mehr als 28 Tage gewartet (Abbildung 11).

Der Median lag sowohl für die Patienten mit G-CSF als auch für die Patienten ohne G-CSF bei 21.0 Tagen. 28.0% (n=26) der Patienten mit G-CSF und 12.2% (n=9) der Patienten ohne G-CSF begannen mit dem 4. Block nach höchstens 20 Tagen. Mehr als 28 Tage nach Beginn des 3. Blocks wurde bei 4.3% (n=4) der Patienten, die G-CSF erhielten, und bei 4.1% (n=3) derjenigen, die keins erhielten, die Therapie fortgesetzt. Auch nach dem 3. Block unterschieden sich die Blockabstände in Tagen zwischen den beiden Therapiegruppen statistisch signifikant voneinander (p=0.030).

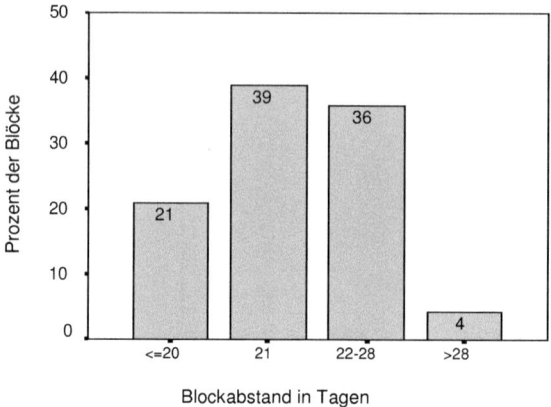

Abbildung 11: Blockabstände nach dem 3. Block

In Abbildung 12 sind die medianen Blockabstände nach den ersten 3 Blöcken in den beiden Therapiezweigen mit und ohne G-CSF dargestellt.

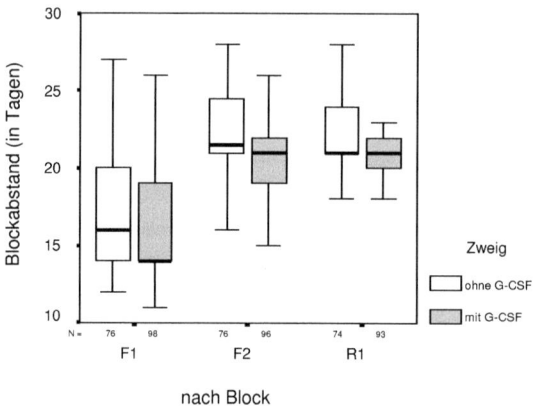

Abbildung 12: Medianer Blockabstand nach den ersten 3 Blöcken

Die zusammenfassende Auswertung aller 3 Blöcke ergibt, dass im Zweig ohne G-CSF bei 46.9% (n=106) der Patienten rechtzeitig, d.h. nach Block 1 nach 14 Tagen und nach jedem folgenden Block nach 21 Tagen, begonnen wurde, während dieses bei 60.3% (n=173) der

Patienten im Zweig mit G-CSF der Fall war. Dieser Unterschied ist statistisch signifikant (p=0.003).

4.3.2 Blutbilder und Steuerungsregeln

Ob die Steuerungsregeln zur zeitlichen Durchführung der Chemotherapie eingehalten werden konnten, wurde anhand der Blutbilder der Patienten jeweils 2 Tage vor und bei Beginn der ersten 4 Chemotherapieblöcke erfasst, wobei die Blutbilder nur der Blöcke 2 bis 4 von Bedeutung für die Frage nach der zeitlichen Durchführung waren. Dabei waren die Blutbilder 2 Tage vor Blockbeginn relevant für die Entscheidung zur Weiterführung der Therapie, während die Blutbilder bei Blockbeginn den tatsächlichen Status der hämatologischen Regeneration bei Weiterführung der Therapie repräsentieren. Tabelle 18 zeigt, für wie viele Patienten in jedem Block Angaben zu Blutbildern zur Verfügung standen.

Tabelle 18: *Anzahl der Patienten mit Angaben zu Blutbildern bezogen auf die 182 Patienten, bei denen Angaben zu Dosis oder Toxizität vorlagen*

	Block 1	Block 2	Block 3	Block 4
vor Blockbeginn	164 (90.1%)	161 (88.5%)	158 (86.8%)	157 (86.3%)
bei Blockbeginn	165 (90.7%)	161 (88.5%)	155 (85.2%)	157 (86.3%)

In den Tabellen 19, 20 und 21 sind für die Leukozyten, Granulozyten und Thrombozyten die jeweiligen Mediane vor und bei Beginn der Blöcke 1 bis 4 jeweils für die Zweige mit und ohne G-CSF dargestellt. Der dazugehörige p-Wert für den Unterschied zwischen den Therapiezweigen ist jedes Mal eingetragen.

Tabelle 19: *Leukozyten (Mediane) in 1000/µl*

	vor Blockbeginn:		bei Blockbeginn:	
	G-CSF -	G-CSF +	G-CSF -	G-CSF +
Block 1	5.10	4.50	4.55	4.40
	(p=0.300)		(p=0.382)	
Block 2	1.80	2.25	1.90	3.10
	(p=0.007)		(p=0.000)	
Block 3	2.75	5.90	3.80	5.60
	(p=0.000)		(p=0.000)	
Block 4	2.60	5.90	3.75	4.30
	(p=0.000)		(p=0.026)	

Der niedrigste Leukozytenwert lag bei Beginn des 2. Blocks bei 0.3, bei Beginn des 3. Blocks bei 0.4 und bei Beginn des 4. Blocks bei 0.8 in 1000/µl.

Tabelle 20: *Granulozyten (Mediane) in 1000/µl*

	vor Blockbeginn:		bei Blockbeginn:	
	G-CSF -	G-CSF +	G-CSF -	G-CSF +
Block 1	2.0500	1.4435	1.41	1.1610
	(p=0.383)		(p=0.691)	
Block 2	0.2530	0.5200	0.2040	1.1880
	(p=0.006)		(p=0.000)	
Block 3	0.6250	3.3155	1.7420	3.0210
	(p=0.000)		(p=0.003)	
Block 4	0.5745	3.6200	1.4400	2.6860
	(p=0.000)		(p=0.001)	

Der niedrigste Granulozytenwert lag bei Beginn des 2. Blocks bei 0.01, bei Beginn des 3. Blocks bei 0.06 und bei Beginn des 4. Blocks bei 0.08 in 1000/µl.

Tabelle 21: Thrombozyten (Mediane) in 1000/µl

	vor Blockbeginn:		bei Blockbeginn:	
	G-CSF -	G-CSF +	G-CSF -	G-CSF +
Block 1	114.00 (p=0.162)	96.00	112.50 (p=0.109)	90.00
Block 2	99.00 (p=0.017)	63.00	137.00 (p=0.021)	95.00
Block 3	269.00 (p=0.000)	146.00	435.00 (p=0.000)	240.00
Block 4	256.50 (p=0.000)	130.00	369.50 (p=0.000)	216.00

Der niedrigste Thrombozytenwert lag bei Beginn des 2. Blocks bei 3, bei Beginn des 3. Blocks bei 37 und bei Beginn des 4. Blocks bei 25 in 1000/µl.

Die verschiedenen p-Werte für den Unterschied der Leukozyten-, Granulozyten- und Thrombozytenwerte zwischen den Therapiezweigen mit und ohne G-CSF lassen für die Blöcke 2 bis 4, also nach Beginn der G-CSF-Gabe im entsprechenden Zweig, stets einen statistisch signifikanten Unterschied erkennen. Dabei liegen die Werte für Leukozyten und Granulozyten in dem Zweig mit G-CSF jeweils höher, die für Thrombozyten jedoch niedriger als in dem Zweig ohne G-CSF. In den Abbildungen 13, 14 und 15 sind die jeweiligen Mediane in den beiden Therapiezweigen bei Blockbeginn für die ersten 4 Blöcke dargestellt.

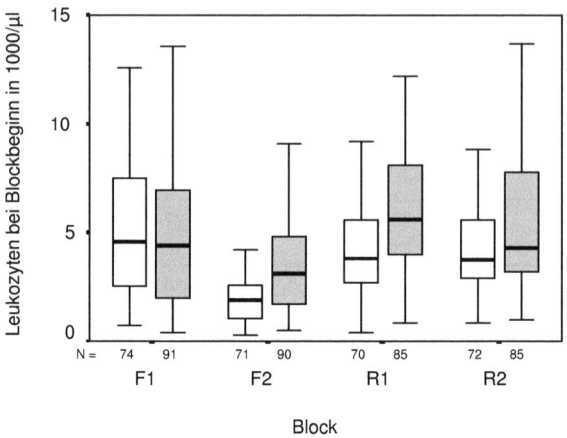

Abbildung 13: *Leukozyten (Medianwerte) zu Beginn der ersten 4 Blöcke*

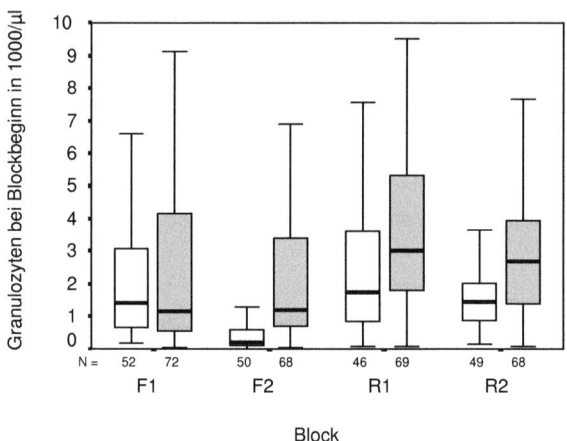

Abbildung 14: *Granulozyten (Mediane) zu Beginn der ersten 4 Blöcke*

Die Graphiken veranschaulichen, dass die Mediane sowohl der Leukozyten als auch der Granulozyten sich nach anfänglich geringer Unterscheidung zu Beginn des ersten Blocks zwischen den beiden Therapiezweigen zu Beginn der nachfolgenden Blöcke 2, 3 und 4 deutlicher unterscheiden. Im Zweig mit G-CSF liegen die Mediane sowohl für die Leukozyten als auch für die Granulozyten deutlich oberhalb der Mediane im Zweig ohne G-CSF. Dieser

Unterschied ist für beide Parameter statistisch signifikant (p=0.000).

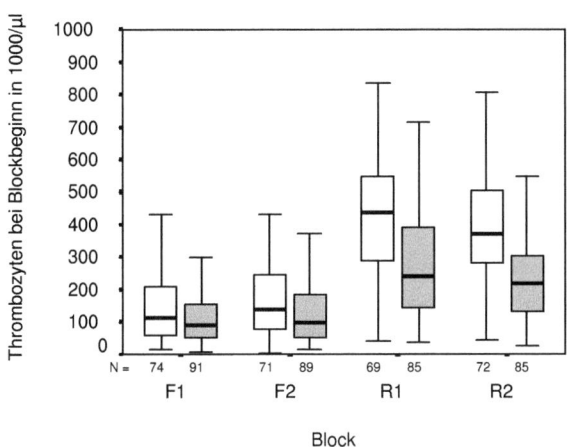

Abbildung 15: *Thrombozyten (Mediane) zu Beginn der ersten 4 Blöcke*

Auch die Darstellung der Mediane der Thrombozytenwerte lässt zwischen den Therapiezweigen nach initial vergleichbaren Werten einen deutlichen Unterschied erkennen. Allerdings liegen im Fall der Thrombozyten die Mediane im Zweig ohne G-CSF oberhalb der Mediane im Zweig mit G-CSF. Diejenigen Patienten, die kein G-CSF erhielten, hatten also bei Beginn des nächsten Blocks jeweils höhere Thrombozytenwerte. Der Unterschied zwischen den Therapiezweigen ist auch für die Thrombozytenwerte statistisch signifikant (p=0.000).

Der Anteil der Patienten mit einer Granulozytenzahl von mindestens 0.5 G/l betrug vor Beginn des F1-Blocks 106 von 130 Patienten (81.5%) und bei Beginn des F1-Blocks 100 von 124 Patienten (80.6%). Vor Beginn des F2-Blocks betrug der Anteil der Patienten mit einer Granulozytenzahl von mindestens 0.5 G/l 49 von 109 Patienten (45.0%), bei Beginn des F2-Blocks betrug er 69 von 118 Patienten (58.5%). 88 von 118 Patienten (74.6%) hatten vor Beginn und 103 von 115 Patienten (89.6%) hatten bei Beginn des R1-Blocks eine Granulozytenzahl von mindestens 0.5 G/l. Vor Beginn des R2-Blocks hatten 94 von 120 Patienten (78.3%) eine Granulozytenzahl von mindestens 0.5 G/l, während dies bei Beginn des R2-Blocks 106 von 117 Patienten (90.6%) waren. In Tabelle 22 sind diese Ergebnisse sowie die Ergebnisse für die beiden Therapiezweige mit und ohne G-CSF zusammengefasst.

Tabelle 22: *Prozentzahl der Patienten mit einem Granulozytenwert von mindestens 0.5 G/l im Gesamtkollektiv sowie in den Therapiezweigen mit und ohne G-CSF*

	Gesamtkollektiv	G-CSF -	G-CSF +	p
Block 1 (vor Beginn)	81.5% (n=130)	83.9% (47 von 56)	79.7% (59 von 74)	0.543
Block 1 (bei Beginn)	80.6% (n=124)	82.7% (43 von 52)	79.2% (57 von 72)	0.625
Block 2 (vor Beginn)	45.0% (n=109)	34.0% (16 von 47)	53.2% (33 von 62)	0.047
Block 2 (bei Beginn)	58.5% (n=118)	34.0% (17 von 50)	76.5% (52 von 68)	0.000
Block 3 (vor Beginn)	74.6% (n=118)	58.0% (29 von 50)	86.8% (59 von 68)	0.000
Block 3 (bei Beginn)	89.6% (n=115)	82.6% (38 von 46)	94.2% (65 von 69)	0.047
Block 4 (vor Beginn)	78.3% (n=120)	56.5% (26 von 46)	91.9% (68 von 74)	0.000
Block 4 (bei Beginn)	90.6% (n=117)	85.7% (42 von 49)	94.1% (64 von 68)	0.126

4.3.3 Therapiereduktionen

Die Zusammensetzung und Dosierungen der Medikamente der jeweiligen Blöcke sind in Kapitel 3.3.1 beschrieben. In den Tabellen 23 bis 26 wird die gegebene Dosis in den ersten 4 Blöcken als relativer Anteil der Soll-Dosis für die Medikamente Dexamethason, Vincristin, Daunorubicin und Methotrexat zusammengefasst. Diese Medikamente stellen die wesentlichen Bestandteile aller Therapieprotokolle für Leukämieerkrankungen dar, werden in einer höheren Dosis verabreicht als weitere Therapiebestandteile und bringen dadurch auch eine höhere Therapietoxizität mit sich. Dexamethason, Vincristin und Methotrexat werden in fast allen Blöcken gegeben. Daunorubicin ist von Bedeutung, da aufgrund seiner Kardiotoxizität insbesondere bei diesem Medikament häufig Dosisreduktionen vorgenommen werden. Die übrigen fünf Medikamente des Therapieprotokolls (Cytarabin, Vindesin, Mercaptopurin, Thioguanin und Ifosfamid) wurden in nur einem Block verabreicht und daher nicht untersucht.

Tabelle 23: *Gegebene Dosis von Dexamethason in den Blöcken 1-4*

	nicht gegeben	< 50%	50-74%	75-90%	>90%	p (Mann-Whitney-U-Test)
G-CSF -	0 (0%)	6 (2.0%)	8 (2.7%)	1 (0.3%)	279 (94.9%)	0.005
G-CSF +	0 (0%)	3 (0.8%)	0 (0%)	3 (0.8%)	377 (98.4%)	

Tabelle 24: *Gegebene Dosis von Vincristin in den Blöcken 1-3*

	nicht gegeben	< 50%	50-74%	75-90%	>90%	p (Mann-Whitney-U-Test)
G-CSF -	0 (0%)	3 (1.3%)	2 (0.9%)	4 (1.8%)	214 (96.0%)	0.386
G-CSF +	0 (0%)	2 (0.7%)	5 (1.7%)	2 (0.7%)	282 (96.9%)	

Tabelle 25: *Gegebene Dosis von Daunorubicin in Block 4*

	nicht gegeben	< 50%	50-74%	75-90%	>90%	p (Mann-Whitney-U-Test)
G-CSF -	0 (0%)	3 (4.2%)	0 (0%)	0 (0%)	68 (95.8%)	0.521
G-CSF +	0 (0%)	1 (1.1%)	1 (1.1%)	0 (0%)	91 (97.8%)	

Tabelle 26: *Gegebene Dosis von Methotrexat in den Blöcken 1, 3 und 4*

	nicht gegeben	< 50%	50-74%	75-90%	>90%	p (Mann-Whitney-U-Test)
G-CSF -	0 (0%)	0 (0%)	7 (3.2%)	2 (0.9%)	213 (95.9%)	0.227
G-CSF +	0 (0%)	2 (0.7%)	1 (0.4%)	3 (1.1%)	279 (97.9%)	

In 94.9% der Blöcke im Zweig ohne G-CSF und in 98.4% der Blöcke im Zweig mit G-CSF konnte mehr als 90% der Solldosis an Dexamethason verabreicht werden. In keinem Block wurde gar kein Dexamethason gegeben. Zwischen den Therapiezweigen mit und ohne G-CSF bestand ein statistisch signifikanter Unterschied (p=0.005) mit geringfügigeren Dosisreduktionen im Zweig mit G-CSF. Im Fall von Vincristin gab es keine statistisch signifikanten Unterschiede zwischen den Therapiezweigen. In 96.0% der Blöcke im Zweig ohne G-CSF und in 96.9% der Blöcke im Zweig mit G-CSF konnte mindestens 90% der Solldosis verabreicht werden. Auch für Daunorubicin und Methotrexat gab es keine statistisch signifikanten Unterschiede zwischen den Therapiezweigen mit und ohne G-CSF. Die statistische Signifikanz wurde mit absoluten Dosen anstelle von klassifizierten Daten getestet, um eine genauere Testaussage zu erzielen. Dennoch wird in der Tabelle die Klassifizierung der relativen Dosen aufgeführt.

In jedem Chemotherapieblock war eine intrathekale Chemotherapie vorgesehen, welche aus den Medikamenten Methotrexat, Cytarabin sowie Prednisolon zusammengesetzt war. Nur solche Patienten, die bei der Rezidivdiagnostik eine ZNS-Beteiligung hatten, erhielten in jedem R2-Block eine zusätzliche intrathekale Injektion. Ausgelassen wurde die intrathekale Chemotherapie in nur 1.2% der Blöcke. Während der ersten vier Blöcke bestanden keine statistisch signifikanten Unterschiede zwischen den Therapiezweigen (p=0.353).

Tabelle 27: Anzahl der verabreichten intrathekalen Chemotherapien in den Blöcken 1-4

nicht gegeben	einmal	zweimal	p
8 (1.2%)	647 (95.1%)	25 (3.7%)	0.353

Insgesamt kann man sagen, dass es in beiden Therapiezweigen zu keinen relevanten Dosisreduktionen kam, die einen Unterschied der Toxizität oder der Blockabstände erklären könnten.

4.3.4 Dosisintensität

4.3.4.1 Relative Dosisintensität der einzelnen Medikamente

In den Tabellen 28 bis 31 sind für die verabreichten Medikamente die jeweiligen Mediane der relativen Dosisintensität in den einzelnen Therapieblöcken zusammengefasst (s. Definition Kapitel 3.4.2). Dabei sind die Mediane getrennt für die beiden Therapiezweige mit und ohne G-CSF aufgeführt. Hier wird mit Ausnahme der Asparaginase im Gegensatz zur Untersuchung der Therapiereduktionen jedes einzelne Medikament des Therapieprotokolls untersucht.

Tabelle 28: Median und Bereich der relativen Dosisintensität des 1. Blocks (F1)

	G-CSF -	G-CSF +	p-Wert
Dexamethason	0.865 (0.17-1.11)	0.966 (0.31-1.72)	0.038
Vincristin	0.875 (0.17-1.10)	0.964 (0.30-1.30)	0.014
Methotrexat	0.875 (0.12-1.10)	0.971 (0.30-1.28)	0.021

***Tabelle 29**: Median und Bereich der relativen Dosisintensität des 2. Blocks (F2)*

	G-CSF -	G-CSF +	p-Wert
Dexamethason	0.955 (0.00-1.33)	1.000 (0.00-1.55)	0.002
Vincristin	0.958 (0.00-1.42)	1.000 (0.52-1.46)	0.030
Cytarabin	0.966 (0.29-1.33)	1.000 (0.38-1.52)	0.071

***Tabelle 30:** Median und Bereich der relativen Dosisintensität des 3. Blocks (R1)*

	G-CSF -	G-CSF +	p-Wert
Dexamethason	0.968 (0.00-1.13)	0.995 (0.00-1.55)	0.018
Vincristin	0.978 (0.00-1.17)	1.000 (0.16-1.55)	0.041
Methotrexat	0.994 (0.43-1.11)	1.000 (0.16-1.55)	0.060
Cytarabin	0.984 (0.00-1.11)	1.000 (0.16-1.50)	0.032
6-Mercaptopurin	0.963 (0.00-1.20)	0.996 (0.16-1.51)	0.035

Tabelle 31: Median und Bereich der relativen Dosisintensität des 4. Blocks (R2)

	G-CSF -	G-CSF +	p-Wert
Dexamethason	0.987 (0.00-1.17)	1.000 (0.59-1.36)	0.067
Methotrexat	1.000 (0.33-1.17)	1.000 (0.30-1.36)	0.290
6-Thioguanin	1.000 (0.00-1.17)	1.000 (0.61-1.45)	0.485
Vindesin	1.000 (0.00-1.32)	1.000 (0.00-1.36)	0.653
Ifosfamid	0.995 (0.33-1.17)	1.000 (0.00-1.36)	0.477
Daunorubicin	0.991 (0.00-1.17)	0.999 (0.00-1.37)	0.472

In den Blöcken 1, 2 und 3 ergeben sich für alle Medikamente, mit Ausnahme von Cytarabin im zweiten Block und Methotrexat im dritten Block, hinsichtlich der relativen Dosisintensität zwischen den Therapiezweigen mit und ohne G-CSF signifikante Unterschiede. Im vierten Block ergeben sich für keines der Medikamente signifikante Unterschiede zwischen den Therapiezweigen.

Die niedrigen Dosisintensitäten im ersten Block für Dexamethason (0.17), Vincristin (0.17) und Methotrexat (0.12) erklären sich durch einen sehr langen Blockabstand von 81 Tagen nach dem ersten Block bei einer Patientin, welcher aufgrund einer bakteriellen areaktiven Meningitis bei Leukopenie zustande kam. Die hohe Dosisintensität von Dexamethason (1.72) im G-CSF-Zweig im ersten Block beruht darauf, dass aus unklaren Gründen, möglicherweise als Kompensation für eine nicht oder zu kurz erfolgte zytoreduktive Vorphase, eine Patientin nicht 5 Tage lang, wie vorgesehen, sondern 8 Tage lang Dexamethason erhielt. Die niedrige Dosisintensität von 0.16 bei vier Medikamenten im G-CSF-Zweig im dritten Block erklärt sich durch einen sehr langen Blockabstand von 130 Tagen nach dem R1-Block, welcher durch eine schwere Pneumonie bei einem Patienten bedingt war. Im Folgenden ist zur graphischen Veranschaulichung die relative Dosisintensität von Dexamethason in den ersten vier Blöcken in Abbildung 16 und von Vincristin bzw. Vindesin in den Blöcken 1 bis 3 bzw. in Block 4 in Abbildung 17 als Box-and-Whisker Plot dargestellt. Abbildung 18 gibt die relativen Dosisintensitäten der Hochdosistherapie von Methotrexat bzw. Cytarabin in den Blöcken 1, 3 und 4 bzw. in Block 2 wieder. Die Dosisintensität jedes einzelnen Medikaments wird neben der tabellarischen Form nochmals graphisch dargestellt, um die Verteilung eines einzelnen Medikaments in verschiedenen Therapieblöcken in einer Abbildung zusammenzustellen. Darüber hinaus beträgt der Median der Dosisintensität bei mehreren Medikamenten 1, so dass nur aus einer graphischen Darstellung die eigentliche Verteilung hervorgehen kann.

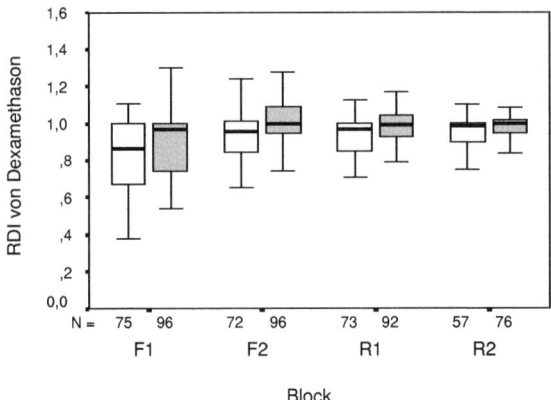

Abbildung 16: *Relative Dosisintensitäten (RDI) von Dexamethason in den Blöcken 1 bis 4 im Zweig ohne G-CSF (weiße Box) und mit G-CSF (graue Box)*

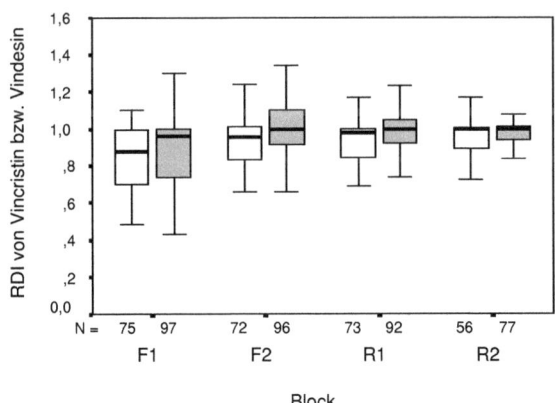

Abbildung 17: *Relative Dosisintensitäten (RDI) von Vincristin (Block 1, 2 und 3) bzw. Vindesin (Block 4) im Zweig ohne G-CSF (weiße Box) und im Zweig mit G-CSF (graue Box)*

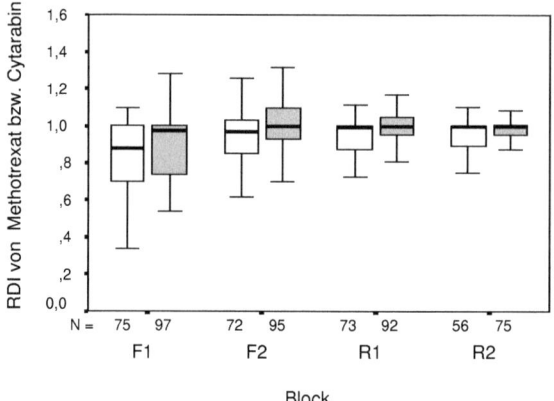

Abbildung 18: *Relative Dosisintensitäten (RDI) der Hochdosistherapie (Methotrexat in Block 1, 3 und 4, Cytarabin in Block 2) im Zweig ohne G-CSF (weiße Box) und im Zweig mit G-CSF (graue Box)*

4.3.4.2 Blockdosisintensitäten der Blöcke 1-4

In Tabelle 32 sind für jeden der ersten 4 Blöcke die relativen Blockdosisintensitäten angegeben, d.h. die gemittelten relativen Dosisintensitäten der einzelnen Medikamente eines Blocks. Die intrathekale Chemotherapie wurde an dieser Stelle nicht berücksichtigt, auf Asparaginase wird in einem späteren Kapitel gesondert eingegangen.

Tabelle 32: *Median und Bereich der relativen Blockdosisintensitäten der Blöcke 1-4*

	G-CSF -	G-CSF +	p-Wert
Block 1	0.874 (0.15-1.09)	0.965 (0.35-1.29)	0.025
Block 2	0.962 (0.30-1.36)	1.000 (0.61-1.51)	0.012
Block 3	0.969 (0.00-1.11)	0.993 (0.16-1.51)	0.044
Block 4	0.988 (0.00-1.17)	0.999 (0.00-1.38)	0.188

Ähnlich wie zuvor wird die Verteilung der Blockdosisintensitäten neben der tabellarischen Darstellung nochmals graphisch dargestellt. In Abbildung 19 sind die Verteilungen der relativen Blockdosisintensitäten für die beiden Therapiezweige mit und ohne G-CSF graphisch gegenübergestellt. Im Therapiezweig ohne G-CSF war die relative Blockdosisintensität der Blöcke 1 bis 3 signifikant niedriger als im Zweig mit G-CSF. Im vierten Block unterschied sich die relative Blockdosisintensität nicht signifikant zwischen den beiden Zweigen.

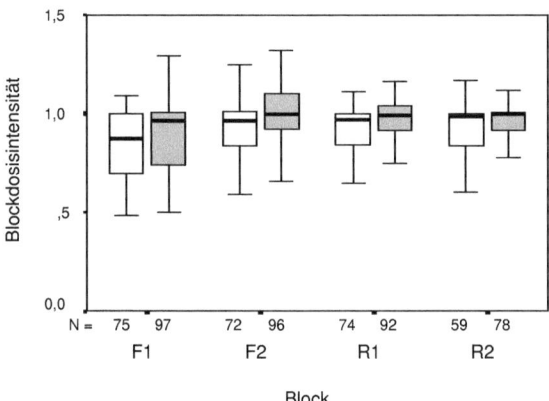

Abbildung 19: Relative Blockdosisintensitäten der Blöcke 1-4 im Zweig ohne G-CSF (weiße Box) und im Zweig mit G-CSF (graue Box)

4.3.4.3 Induktionsdosisintensität

Um die Gesamtdosisintensität der Induktionsblöcke zwischen den Therapiezweigen vergleichen zu können, wurde die Induktionsdosisintensität ermittelt. Hierzu wurden die relativen Blockdosisintensitäten nur der Blöcke berücksichtigt, nach denen G-CSF randomisiert zum Einsatz kam. Das waren die Therapieblöcke 1 bis 3. Die Induktionsdosisintensität wurde errechnet, indem aus den Medianen der relativen Blockdosisintensitäten der Mittelwert ermittelt wurde. Da für die Errechnung der Induktionsdosisintensität jeder der ersten drei Blöcke dokumentiert sein musste, konnten hierfür insgesamt 158 Patienten herangezogen werden. Patienten mit Folgeereignis während der ersten drei Blöcke konnten nicht berücksichtigt werden. In Tabelle 33 ist die Induktionsdosisintensität für die Therapiezweige mit und ohne G-CSF dargestellt. Im Zweig mit G-CSF lagen Median und Bereich der Induktionsdosisintensität deutlich und signifikant höher als im Zweig ohne G-CSF (p=0.002).

Tabelle 33: Median und Bereich der Induktionsdosisintensität (Blöcke 1-3)

G-CSF - (n=68)	G-CSF + (n=90)	p-Wert
0.9100 (0.46-1.10)	0.9700 (0.58-1.34)	0.002

4.3.5 Asparaginase

Asparaginase war Therapiebestandteil in jedem der ersten vier Blöcke. Bei der Therapie mit Asparaginase ergab sich eine besondere Problematik dadurch, dass häufig Unverträglichkeiten in Form allergischer Reaktionen auftraten, die zu einem Wechsel oder gegebenenfalls zum Auslassen des Präparates führten. Als Standardpräparat wurde E. coli-Asparaginase mit einer Solldosis von 10000 U/m² eingesetzt. Bei Unverträglichkeit sah das Studienprotokoll vor, Erwinia-Asparaginase mit einer Solldosis von 20000 U/m² zu verabreichen. Bei erneuter Unverträglichkeit war die Umstellung auf PEG-Asparaginase als letzte Möglichkeit vorgesehen. Die primäre Dosisempfehlung der PEG-Asparaginase betrug 500 U/m², jedoch waren zu Beginn der Studie keine hinreichenden Kenntnisse vorhanden, ob diese Dosierung ausreichend und optimal gewählt war. Aufgrund parallel laufender pharmakologischer Pilotstudien gab es keine einheitliche Dosisempfehlung für alle Patienten. In einzelnen Fällen wurden für PEG-Asparaginase Dosierungen von 1000, 2000 oder 2500 U/m² gewählt. Zur Berechnung der Dosisintensität für Asparaginase wurde die primäre Solldosis von 500 U/m² verwendet, um auch für Asparaginase, als einen der wesentlichen Therapiebestandteile, einen Dosisvergleich bei allen Patienten durchführen zu können. Bei Patienten mit abweichenden Dosisempfehlungen traten dabei rechnerisch relative Dosisintensitäten bis zu 500% bezogen auf die primäre Solldosis auf.

4.3.5.1 Einsatz der Asparaginasepräparate

Insgesamt waren bei 675 Blöcken Dosisangaben zu Asparaginase vorhanden. Für 14 Blöcke lagen keine Angaben vor, davon dreimal für Block 1, jeweils viermal für die Blöcke 2 und 3 und dreimal für Block 4. Asparaginasepräparate wurden in 652 der 675 dokumentierten Blöcke verabreicht. In 23 Blöcken (3.4%) wurde keine Asparaginase gegeben. In 394 Blöcken (58.4%) erhielten die Patienten Coli-Asparaginase, in 281 Blöcken keine Coli-Asparaginase. In 159 Blöcken (23.6%) wurde Erwinia-Asparaginase gegeben, in 516 Blöcken keine Erwinia-Asparaginase. PEG-Asparaginase wurde in 103 Blöcken (15.3%) verabreicht, in 572 Blöcken wurde PEG-Asparaginase nicht gegeben. Von den 652 Blöcken mit Asparaginaseeinsatz wurde in 4 Blöcken innerhalb des Blocks das Präparat gewechselt, so dass während dieser vier Blöcke zwei verschiedene Asparaginasepräparate zum Einsatz kamen. Hierbei handelte es sich jedes Mal um einen Wechsel von Coli-Asparaginase zu Erwinia-Asparaginase, davon dreimal bei einem Patienten des Zweigs ohne G-CSF und einmal bei einem Patienten des Zweigs mit G-CSF. Bei den drei Patienten des Zweigs ohne G-CSF fand der Wechsel jeweils im F1-Block statt, bei dem Patienten des Zweigs mit G-CSF im R1-Block. In den restlichen 648 Blöcken wurde während des Blocks immer jeweils nur ein Präparat verabreicht. Der Einsatz der verschiedenen Asparaginasepräparate wird im Folgenden getrennt für die einzelnen Blöcke beschrieben und zur graphischen Veranschaulichung in Abbildung 20 dargestellt.

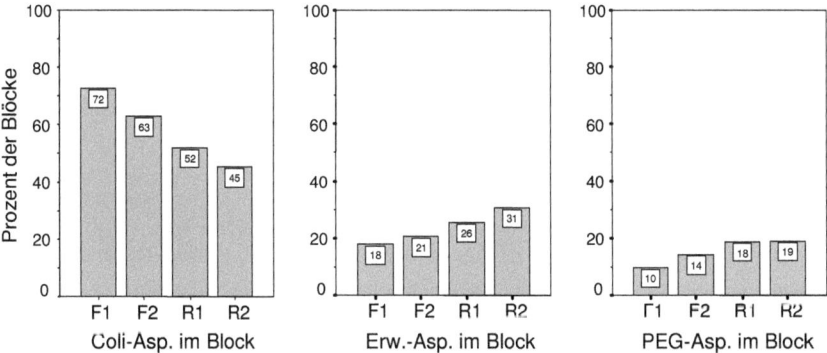

Abbildung 20: *Anzahl der verschiedenen Asparaginasepräparate in den Blöcken 1-4*

Im ersten Block erhielten von 174 Patienten, bei denen die Dokumentation vorlag, 126 (72.4%) Patienten Coli-Asparaginase, 31 (17.8%) Patienten Erwinia-Asparaginase und 17 (9.8%) Patienten PEG-Asparaginase. In drei Blöcken kam es während des Blocks zum Wechsel von Coli-Asparaginase zu Erwinia-Asparaginase, so dass jeweils beide Präparate zum Einsatz kamen. Statistisch signifikante Unterschiede bezüglich der gegebenen Asparaginasepräparate betrafen nur Erwinia-Asparaginase. Im Zweig ohne G-CSF wurde in 27.6% der Blöcke Erwinia-Asparaginase gegeben verglichen mit 10.2% im Zweig mit G-CSF (p=0.003).

Im zweiten Block erhielten von 170 Patienten mit Dokumentation der Asparaginasetherapie 107 (62.9%) Patienten Coli-Asparaginase, 35 (20.6%) Erwinia-Asparaginase und 24 (14.1%) PEG-Asparaginase. 4 Patienten erhielten keine Asparaginase. Statistisch signifikante Unterschiede bezüglich der gegebenen Asparaginasepräparate betrafen auch im zweiten Block wieder nur Erwinia-Asparaginase. Im Zweig ohne G-CSF wurde in 28.8% der Blöcke Erwinia-Asparaginase gegeben, im Zweig mit G-CSF in nur 14.4% (p=0.023).

Für den dritten Block lagen bei 168 Patienten Daten zur Asparaginasetherapie vor. Von diesen erhielten 87 (51.8%) Patienten Coli-Asparaginase, 43 (25.6%) Patienten Erwinia-Asparaginase und 31 (18.5%) Patienten PEG-Asparaginase. Bei 8 Patienten wurde keine Asparaginase verabreicht. In einem Fall wurde während des Blocks von Coli-Asparaginase auf Erwinia-Asparaginase umgestellt, so dass beide Präparate zum Einsatz kamen. Wie in den beiden ersten Blöcken gab es auch im dritten Block statistisch signifikante Unterschiede bezüglich der Blöcke, in denen Erwinia-Asparaginase gegeben wurde. Im Zweig ohne G-CSF wurde in 33.3% der Blöcke Erwinia-Asparaginase gegeben und im Zweig mit G-CSF in 19.4% der Blöcke (p=0.040).

Im vierten Block, in dem für 163 Patienten die Asparaginasetherapie dokumentiert wurde, erhielten 74 (45.4%) Patienten Coli-Asparaginase, 50 (30.7%) Patienten Erwinia-Asparaginase, 31 (19,0%) Patienten PEG-Asparaginase und 8 Patienten keine Asparaginase. Im diesem Block gab es für keine der drei Asparaginasepräparate statistisch signifikante Unterschiede bezüglich der Häufigkeit ihres Einsatzes.

4.3.5.2 Relative Dosis der Asparaginasepräparate

Im Folgenden wird die in den Blöcken 1 bis 4 verabreichte relative Dosis der einzelnen Asparaginasepräparate beschrieben. Im Gegensatz zur Darstellung der anderen Medikamente wird für die Ergebnisse der Asparaginase zur besseren Vergleichbarkeit der Zweige der Mittelwert verwendet. Die Mediane betrugen in den Blöcken 1 bis 4 in jedem Block jeweils 1.000. In Tabelle 34 sind Mittelwert und Bereich der relativen Dosis von Asparaginase (unabhängig vom Präparat) jeweils in den Blöcken 1 bis 4 getrennt für die beiden Therapiezweige angegeben. Zwischen den beiden Therapiezweigen gab es keine signifikanten Unterschiede. Der Minimalwert von 0.00 in jedem der vier Blöcke ergab sich rechnerisch als relative Dosis bei Patienten, bei denen im entsprechenden Block Asparaginase nicht verabreicht werden konnte. Der Maximalwert für die relative Dosis betrug in jedem Block mindestens 2.00 und höchstens 5.33. Die hohen Maximalwerte in jedem Block und in jedem Zweig lassen sich durch die unterschiedlichen Dosisempfehlungen für PEG-Asparaginase erklären. So kommt es zu Maximalwerten von bis zu mehr als dem Fünffachen der primären Solldosis von 500 U/m².

Tabelle 34: *Mittelwert und Bereich der relativen Dosis von Asparaginase (alle Präparate) bei 675 dokumentierten Blöcken*

	G-CSF - (n=295)	G-CSF + (n=380)	p-Wert
Block 1 (n=174)	1.049 (0.00-2.94)	1.047 (0.00-5.00)	0.596
Block 2 (n=170)	1.215 (0.00-5.00)	1.131 (0.00-5.06)	0.704
Block 3 (n=168)	0.985 (0.00-5.33)	0.990 (0.00-2.04)	0.067
Block 4 (n=163)	0.939 (0.00-2.00)	1.020 0.00-5.19)	0.346

In 103 der 675 dokumentierten Blöcke (15.3%) wurde PEG-Asparaginase gegeben, dabei in 70 Blöcken mit einer Empfehlungsdosis von 500 U/m², in 18 Blöcken mit 1000 U/m², jeweils einmal mit 1500 U/m² und 2000 U/m² und in 11 Blöcken mit 2500 U/m². In weiteren zwei Blöcken wurde die Infusion mit PEG-Asparaginase vorzeitig mit 175 bzw. 300 U/m² beendet, was zu relativen Dosen von 0.35 bzw. 0.61 führte. In Tabelle 35 wird die relative Dosis von PEG-Asparaginase getrennt für die beiden Therapiezweige und für die Blöcke, in denen dieses Präparat gegeben wurde, dargestellt. Signifikante Dosisunterschiede bezüglich der Therapiezweige bestanden nicht.

Tabelle 35: *Mittelwert und Bereich der relativen Dosis von PEG-Asparaginase bei 103 Blöcken, in denen PEG-Asparaginase zum Einsatz kam*

	G-CSF - (n=40)	G-CSF + (n=63)	p-Wert
Block 1 (n=17)	1.499 (1.00-2.94)	1.648 (0.98-5.00)	0.884
Block 2 (n=24)	2.674 (0.61-5.00)	2.269 (0.35-5.06)	0.494
Block 3 (n=31)	1.662 (0.97-5.33)	1.211 (0.96-2.04)	0.951
Block 4 (n=31)	1.081 (0.96-2.00)	1.488 (0.99-5.19)	0.306

In den folgenden Tabellen wird die relative Dosis für Coli-Asparaginase (Tabelle 36) und Erwinia-Asparaginase (Tabelle 37) für alle Blöcke beschrieben, in denen das entsprechende

Präparat zum Einsatz kam. Die relative Dosis beider Präparate war in den beiden Therapiezweigen nicht signifikant unterschiedlich.

Tabelle 36: *Mittelwert und Bereich der relativen Dosis von Coli-Asparaginase bei 394 Blöcken, in denen Coli-Asparaginase zum Einsatz kam*

	G-CSF - (n=156)	G-CSF + (n=237)	p-Wert
Block 1 (n=126)	0.980 (0.10-1.05)	0.992 (0.46-1.04)	0.839
Block 2 (n=107)	0.990 (0.91-1.02)	0.992 (0.67-1.05)	0.116
Block 3 (n=87)	0.942 (0.01-1.02)	0.984 (0.12-1.03)	0.221
Block 4 (n=73)	0.989 (0.78-1.02)	0.929 (0.10-1.04)	0.995

Tabelle 37: *Mittelwert und Bereich der relativen Dosis von Erwinia-Asparaginase bei 159 Blöcken, in denen Erwinia-Asparaginase zum Einsatz kam*

	G-CSF - (n=92)	G-CSF + (n=67)	p-Wert
Block 1 (n=31)	0.986 (0.50-1.31)	1.005 (0.98-1.05)	0.633
Block 2 (n=35)	0.938 (0.25-1.02)	0.987 (0.86-1.01)	1.000
Block 3 (n=43)	0.905 (0.09-1.06)	0.926 (0.47-1.01)	0.968
Block 4 (n=50)	0.961 (0.50-1.07)	1.027 (0.05-3.28)	0.593

Die auffällig hohe relative Dosis von 3.28 bei einer Patientin des G-CSF-Zweigs im vierten Block kam dadurch zustande, dass bei dieser Patientin eine pharmakologische Asparaginase-Aktivitätsmessung durchgeführt wurde, bei der eine zu niedrige Teilaktivität in den vorangegangenen Blöcken nachweisbar war. Für diese Patientin wurde daher individuell eine dreifach höhere Solldosis für Erwinia-Asparaginase festgelegt. Unter dieser Dosis lagen die Spiegel im zu erwartenden Bereich. Weiterhin fällt bei einigen Blöcken auf, dass relative Dosen von Coli-Asparaginase bzw. Erwinia-Asparaginase von unter 0.5 vorkommen. Diese Werte können dadurch erklärt werden, dass bei diesen Patienten Unverträglichkeiten zu einem Abbruch der Infusion während des Blocks führten.

4.3.5.3 Relative Dosisintensität von Asparaginase

Die relative Dosisintensität von Asparaginase wird unter Einschluss aller drei Präparate für die einzelnen Therapieblöcke in Tabelle 38 beschrieben. Dabei werden die Mediane und Bereiche getrennt für die beiden Therapiezweige mit und ohne G-CSF aufgeführt. Für 647 Blöcke lagen sowohl Angaben zur Asparaginasedosis als auch zum zeitlichen Blockabstand vor, so dass hier eine Berechnung der relativen Dosisintensität möglich war. Die hohen Maximalwerte für die relative Dosisintensität von bis zu 6.56 erklären sich, wie bereits erwähnt, durch die individuellen Dosisempfehlungen der PEG-Asparaginase. Eine relative Dosisintensität von 0.00 wurde errechnet für die Blöcke, in denen keine Asparaginase gegeben wurde.

Tabelle 38: Median und Bereich der relativen Dosisintensität von Asparaginase (alle Präparate) bei 647 Blöcken

	G-CSF -	G-CSF +	p-Wert
Block 1 (n=171)	0.875 (0.00-2.17)	0.988 (0.00-5.00)	0.039
Block 2 (n=168)	0.971 (0.00-5.83)	1.000 (0.00-6.56)	0.213
Block 3 (n=171)	0.969 (0.00-5.59)	1.000 (0.00-2.04)	0.047
Block 4 (n=137)	0.989 (0.00-1.12)	1.000 (0.00-4.95)	0.433

In den Blöcken 1 und 3 bestanden hinsichtlich der relativen Dosisintensität zwischen den Therapiezweigen mit und ohne G-CSF signifikante Unterschiede. In diesen beiden Blöcken war die relative Dosisintensität von Asparaginase im Zweig mit G-CSF höher als im Zweig ohne G-CSF. Zur graphischen Veranschaulichung ist die relative Dosisintensität von Asparaginase in den ersten vier Blöcken in Abbildung 21 als Box-and-Whisker-Plot dargestellt. Eingeschlossen in die Graphik sind alle 647 Blöcke, bei denen eine Berechnung der relativen Dosisintensität möglich war. Ausreißer und Extremwerte werden nicht dargestellt.

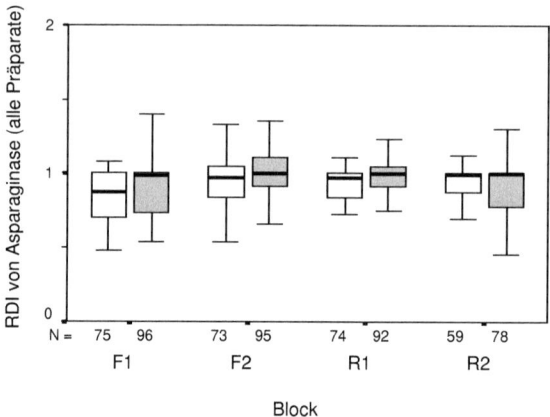

Abbildung 21: *Relative Dosisintensitäten (RDI) von Asparaginase in den Blöcken 1 bis 4 im Zweig ohne G-CSF (weiße Box) und mit G-CSF (graue Box).*

4.4 Therapieergebnisse und prognostische Relevanz

4.4.1 Rezidivfreies Überleben, ereignisfreies Überleben, Überlebenswahrscheinlichkeit

Stichtag für die Auswertung von rezidivfreiem Überleben (RFS), ereignisfreiem Überleben (EFS) und Überlebenswahrscheinlichkeit (Survival) war der 01.08.2004. Die Berechnungen basieren auf 178 Patienten, von denen komplette Dosisangaben der ersten drei Therapieblöcke vorhanden waren. Von diesen gehörten 78 dem Zweig ohne G-CSF und 100 dem Zweig mit G-CSF an. Insgesamt erhielten 45 Patienten (24.7% des Kollektivs) im Rahmen der Rezidivtherapie eine Stammzelltransplantation. Die mediane Beobachtungsdauer bei Patienten ohne Folgeereignis betrug in der Gruppe ohne G-CSF 5.74 Jahre und in der Gruppe mit G-CSF 6.31 Jahre (p=0.539). Die mediane Beobachtungsdauer bei allen Patienten betrug 6.04 Jahre.

Von 178 auswertbaren Patienten erreichten 168 Patienten (94.4%) eine zweite Remission. Von den 10 Patienten, die keine zweite Remission erreichten, waren 7 Non-responder. Drei Patienten verstarben an einem Induktionstod. Nach erreichter Remission erlitten 79 von 168 Patienten ein Folgerezidiv, bei zwei Patienten trat ein Zweitmalignom auf. 15 Patienten verstarben in zweiter Remission durch therapiebedingte Komplikationen, davon 11 nach einer Stammzelltransplantation. Im Gesamtkollektiv verstarben insgesamt im Beobachtungszeitraum 80 Patienten (44.9%). 62 Patienten davon verstarben nach einem zweiten Rezidiv bzw. nach einem Zweitmalignom. In den Abbildungen 22, 23 und 24 werden die Wahrscheinlichkeiten des ereignisfreien Überlebens, des rezidivfreien Überlebens sowie der Überlebenswahrscheinlichkeit des gesamten Kollektivs anhand von Überlebenskurven entsprechend der Life-table Analysen nach der Methode von Kaplan-Meier dargestellt.

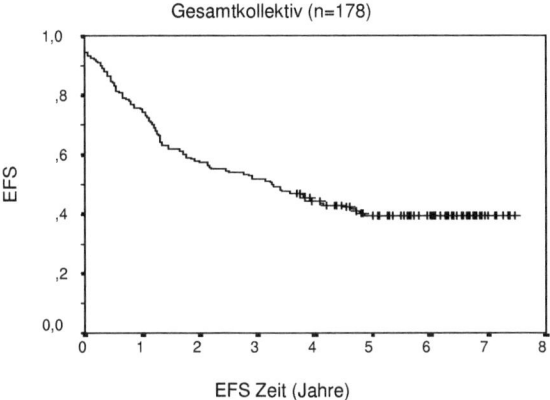

Abbildung 22: Wahrscheinlichkeit des ereignisfreien Überlebens (EFS) im Gesamtkollektiv (n=178; pEFS=0.40±0.04)

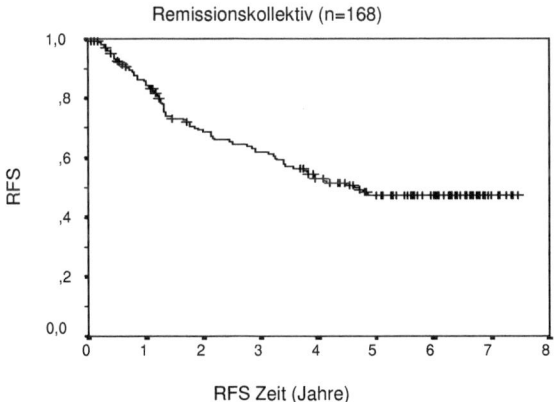

Abbildung 23: Wahrscheinlichkeit des rezidivfreien Überlebens (RFS) im Remissionskollektiv (n=168; pEFS=0.48±0.04)

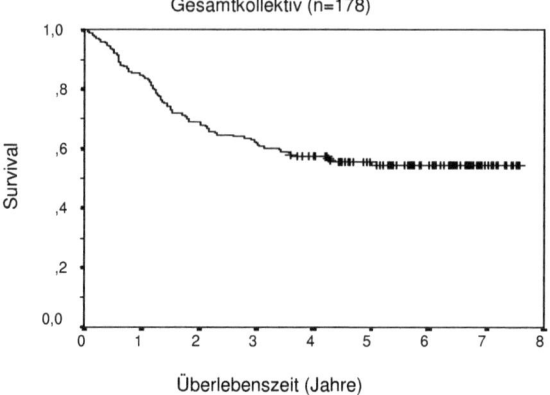

Abbildung 24: *Überlebenswahrscheinlichkeit (Survival) im Gesamtkollektiv (n=178; pEFS=0.55±0.04)*

Die mediane EFS-Zeit beträgt 3.3 Jahre. Die Wahrscheinlichkeit des ereignisfreien Überlebens nach 5 Jahren bzw. 8 Jahren beträgt 0.40±0.04. Im Beobachtungszeitraum traten 106 Ereignisse auf. Da nach einem Beobachtungszeitraum von 5 Jahren kein Ereignis mehr auftrat, ist die EFS-Kurve nach diesem Zeitpunkt stabil. Für die Vergleichbarkeit mit Ergebnissen anderer Studien werden im Folgenden die 5-Jahres-Wahrscheinlichkeiten für die Prognose gewählt. Die Analyse zum RFS bezieht sich auf das Remissionskollektiv von 168 Patienten. Die mediane RFS-Zeit beträgt 4.6 Jahre. Die Wahrscheinlichkeit des rezidivfreien Überlebens nach 5 Jahren beträgt 0.48±0.04. Im Beobachtungszeitraum traten 79 Folgerezidive auf. Die Überlebenswahrscheinlichkeit beträgt im Gesamtkollektiv 0.55±0.04 nach 5 Jahren. Im Beobachtungszeitraum traten 80 Todesfälle auf.

4.4.2 Prognose in den beiden Therapiezweigen

In Abbildung 25 wird das ereignisfreie Überleben in den beiden Therapiezweigen mit (n=100) und ohne G-CSF (n=78) dargestellt. Im Zweig ohne G-CSF traten 45, im Zweig mit G-CSF 61 Folgeereignisse auf. Die Wahrscheinlichkeiten des ereignisfreien Überlebens betragen nach 5 Jahren im Zweig ohne G-CSF 0.41±0.06 und im Zweig mit G-CSF 0.39±0.05. Es bestehen keine statistisch signifikanten Unterschiede zwischen den beiden Therapiezweigen (p=0.468). Die Remissionsrate beträgt im Zweig ohne G-CSF 94.9% (74 von 78 Patienten) und im Zweig mit G-CSF 94.0% (94 von 100 Patienten, p=0.802). Der Anteil an Patienten mit

Stammzelltransplantation betrug im Zweig ohne G-CSF 28.2% (22 Patienten) und im Zweig mit G-CSF 23.0% (23 Patienten). Der Anteil transplantierter Patienten war in den beiden Zweigen nicht signifikant unterschiedlich (p=0.428).

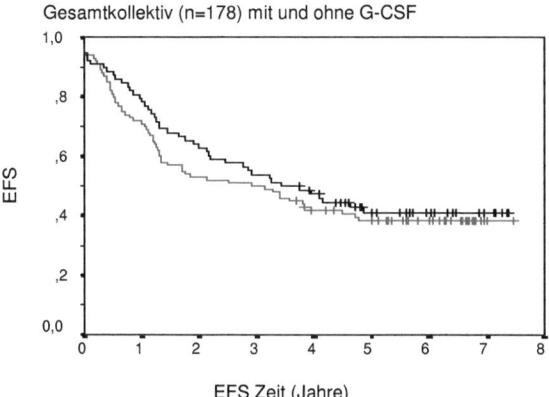

Abbildung 25: *Wahrscheinlichkeit für ereignisfreies Überleben (EFS) in den beiden Therapiezweigen ohne G-CSF (obere Kurve, n=78, pEFS=0.41±0.06) und mit G-CSF (untere Kurve, n=100, pEFS=0.39±0.05), p=0.468*

In Abbildung 26 ist die Überlebenswahrscheinlichkeit in den beiden Therapiezweigen mit und ohne G-CSF dargestellt. Im Zweig ohne G-CSF traten 32 (41.0%), im Zweig mit G-CSF 48 (48.0%) Todesfälle auf (p=0.353). Die Überlebenswahrscheinlichkeit nach 5 Jahren beträgt im Zweig ohne G-CSF 0.59±0.06 und im Zweig mit G-CSF 0.51±0.05. Einen statistisch signifikanten Unterschied zwischen den beiden Therapiezweigen gibt es auch für die Überlebenswahrscheinlichkeit nicht (p=0.297).

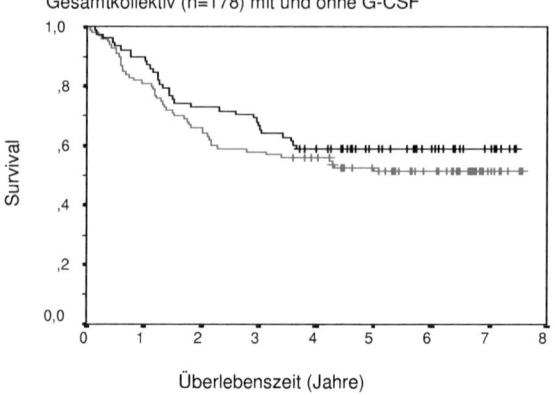

Abbildung 26: *Überlebenswahrscheinlichkeit in den beiden Therapiezweigen ohne G-CSF (obere Kurve, n=78, pEFS=0.59±0.06) und mit G-CSF (untere Kurve, n=100, pEFS=0.51±0.05), p=0.297*

Die Wahrscheinlichkeiten des rezidivfreien Überlebens sind nach 5 Jahren nahezu identisch mit 0.48±0.06 im Zweig ohne G-CSF und 0.47±0.05 im Zweig mit G-CSF. Statistisch signifikante Unterschiede zwischen den beiden Therapiezweigen bestehen auch hier nicht (p=0.566). In Tabelle 39 sind die Wahrscheinlichkeiten für ereignisfreies Überleben und rezidivfreies Überleben sowie die Überlebenswahrscheinlichkeit (Survival) in den Therapiezweigen mit und ohne G-CSF zusammengefasst.

Tabelle 39: *Ergebnisse der Lifetable-Analysen nach Kaplan-Meier in den Therapiezweigen mit und ohne G-CSF*

	G-CSF − (n=78)	G-CSF + (n=100)	p-Wert (log-rank Test)
EFS Median	0.41 ± 0.06 3.4 Jahre (n=78)	0.39 ± 0.05 2.9 Jahre (n=100)	0.468
RFS Median	0.48 ± 0.06 4.9 Jahre (n=74)	0.47 ± 0.05 4.5 Jahre (n=94)	0.566
Survival	0.59 ± 0.06 (n=78)	0.51 ± 0.05 (n=100)	0.297

4.4.3 Auftreten von therapiebedingten Todesfällen und Zweitmalignomen

Induktionstodesfälle, d.h. Todesfälle ohne Erreichen der Remission, traten bei insgesamt 3 der 178 Patienten des Patientenkollektivs (1.7%) auf (p=0.123). Alle 3 Patienten befanden sich im Zweig mit G-CSF. Nach erreichter Remission traten therapiebedingte Todesfälle bei 9 von 94 Patienten (9.5%) im G-CSF-Zweig und bei 6 von 74 Patienten (8.1%) im Zweig ohne G-CSF auf (p=0.755).

Ein Zweitmalignom wurde bei zwei der 178 Patienten (1.1%) dokumentiert. Eine Patientin aus dem Zweig mit G-CSF erlitt 22 Monate nach Rezidivdiagnose im Alter von 9 Jahren ein Myelodysplastisches Syndrom und verstarb 19 Monate nach dieser Diagnose an den Folgen ihrer Zweiterkrankung. Ein Patient aus dem Zweig ohne G-CSF erlitt 7 Monate nach Rezidivdiagnose und zwei Monate nach Stammzelltransplantation im Alter von 12 Jahren ein B-Zell Non-Hodgkin-Lymphom und ist nach weiterer Therapie in Remission.

4.4.4 Einfluss der Dosisintensität

Die Abbildungen 27 bis 29 stellen die Wahrscheinlichkeiten des ereignisfreien Überlebens in Abhängigkeit von den relativen Blockdosisintensitäten der Blöcke 1 bis 3 dar. Dabei wurde unterschieden zwischen einer relativen Dosisintensität von mindestens 0.95 und einer relativen Dosisintensität von unter 0.95. Für diese Auswertung standen für den ersten Block 172 Patienten, für den zweiten Block 168 Patienten und für den dritten Block 166 Patienten zur Verfügung. Die Grenze von 0.95 wurde gewählt, um ähnliche Gruppengrößen mit jeweils für die Analyse ausreichenden Fallzahlen zu erhalten. In der Patientengruppe mit einer relativen Dosisintensität von mindestens 0.95 befanden sich im ersten Block 77 Patienten, im zweiten Block 106 Patienten und im dritten Block 106 Patienten. Die Patientengruppe mit einer relativen Dosisintensität von unter 0.95 umfasste im ersten Block 95 Patienten, im zweiten Block 62 Patienten und im dritten Block 60 Patienten. Patienten, die im ersten Block eine relative Blockdosisintensität von mindestens 0.95 erhielten, hatten eine ereignisfreie Überlebenswahrscheinlichkeit nach 5 Jahren von 51%, während diese bei Patienten, die eine geringere Blockdosisintensität erhielten, nur 31% betrug. Dieser Unterschied ist signifikant (p=0.007). Auch im zweiten und dritten Block hatten Patienten mit einer relativen Blockdosisintensität von mindestens 0.95 eine höhere ereignisfreie Überlebenswahrscheinlichkeit nach 5 Jahren, jedoch war der Unterschied für den zweiten und dritten Block nicht signifikant. In Tabelle 40 sind die Wahrscheinlichkeiten für ereignisfreies Überleben, rezidivfreies Überleben und Survival nach 5 Jahren in den Blöcken 1 bis 3 für beide Patientengruppen zusammengefasst.

Tabelle 40: *Wahrscheinlichkeit für ereignisfreies Überleben, rezidivfreies Überleben sowie Survival für Patienten mit einer relativen Blockdosisintensität von mindestens 0.95 und Patienten mit einer relativen Blockdosisintensität von weniger als 0.95 in den ersten 3 Blöcken*

		Relative Blockdosisintensität		Log-rank Test
		>= 0.95	< 0.95	p-Wert
Block 1 (F1)				
EFS	n=172	0.51 ± 0.06	0.31 ± 0.05	0.008
RFS	n=164	0.60 ± 0.06	0.37 ± 0.06	0.007
Survival	n=172	0.69 ± 0.05	0.44 ± 0.05	0.002
Block 2 (F2)				
EFS	n=168	0.44 ± 0.05	0.35 ± 0.06	0.079
RFS	n=162	0.50 ± 0.05	0.45 ± 0.07	0.310
Survival	n=168	0.62 ± 0.05	0.46 ± 0.06	0.051
Block 3 (R1)				
EFS	n=166	0.44 ± 0.05	0.36 ± 0.06	0.157
RFS	n=160	0.49 ± 0.05	0.43 ± 0.07	0.336
Survival	n=166	0.63 ± 0.05	0.46 ± 0.07	0.026

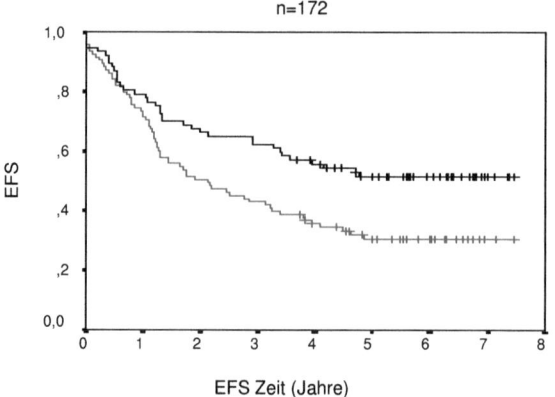

Abbildung 27: *Wahrscheinlichkeit des ereignisfreien Überlebens im Gesamtkollektiv (n=172) für eine relative Blockdosisintensität >= 0,95 (obere Kurve, n=77, pEFS=0.51±0.06) und eine relative Blockdosisintensität < 0,95 (untere Kurve, n=95, pEFS=0.31±0.05) im ersten Block (F1), p=0.007*

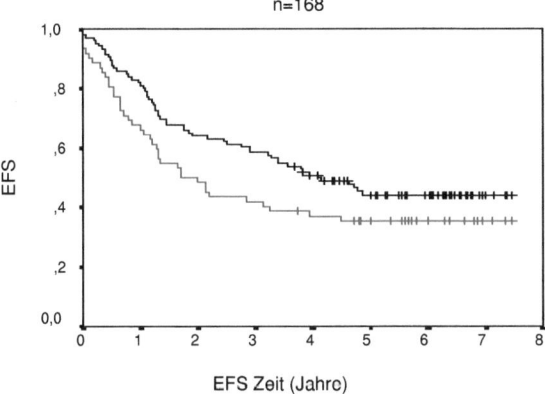

Abbildung 28: *Wahrscheinlichkeit des ereignisfreien Überlebens im Gesamtkollektiv (n=168) für eine relative Blockdosisintensität >= 0,95 (obere Kurve, n=106, pEFS==0.44±0.05) und eine relative Blockdosisintensität < 0,95 (untere Kurve, n=62, pEFS=0.35±0.06) im zweiten Block (F2), p=0.079*

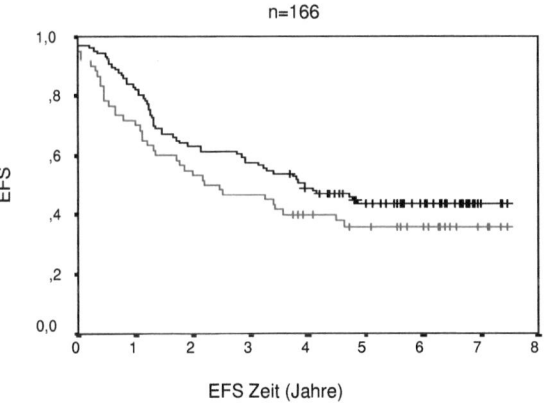

Abbildung 29: *Wahrscheinlichkeit des ereignisfreien Überlebens im Gesamtkollektiv (n=166) für eine relative Blockdosisintensität >= 0,95 (obere Kurve, n=106, pEFS==.44±.05) und eine relative Blockdosisintensität < 0,95 (untere Kurve, n=60, pEFS==.36±.06) im dritten Block (R1), p=0.157*

In den Abbildungen 30 bis 32 sind für die insgesamt 158 Patienten, auf die sich die Analyse bezieht, die Wahrscheinlichkeiten des ereignisfreien Überlebens und des rezidivfreien Überlebens sowie die Überlebenswahrscheinlichkeit für 76 Patienten, die eine Induktionsdosisintensität von mindestens 0.95 erhielten, und für 82 Patienten, die eine geringere Induktionsdosisintensität erhielten, dargestellt. Das ereignisfreie Überleben nach 5 Jahren betrug für Patienten mit einer Induktionsdosisintensität von mindestens 0.95 0.50±0.06 und für Patienten mit einer kleineren Induktionsdosisintensität 0.32±0.05. Dieser Unterschied ist signifikant (p=0.013). Das rezidivfreie Überleben nach 5 Jahren betrug bei Patienten, die eine Induktionsdosisintensität von mindestens 0.95 erhalten hatten, 0.56±0.06, während sie bei Patienten, die eine Induktionsdosisintensität von weniger als 0.95 erhalten hatten, 0.39±0.06 betrug. Auch dieser Unterschied ist signifikant (p=0.029). Die Überlebenswahrscheinlichkeit betrug bei Patienten mit einer Induktionsdosisintensität von mindestens 0.95 0.70±0.05. Bei Patienten mit einer geringeren Induktionsdosisintensität betrug sie nur 0.46±0.06. Auch dieser Unterschied ist signifikant (p=0.005). In Tabelle 41 sind diese Ergebnisse zusammenfassend dargestellt.

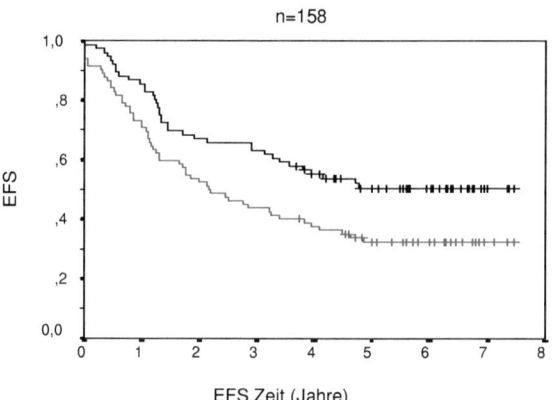

Abbildung 30: *Wahrscheinlichkeit des ereignisfreien Überlebens im Gesamtkollektiv (n=158) für eine Induktionsdosisintensität >=0,95 (obere Kurve, n=76, pEFS==0.50±0.06) und eine Induktionsdosisintensität < 0,95 (untere Kurve, n=82, pEFS==0.32±0.05), p=0.013*

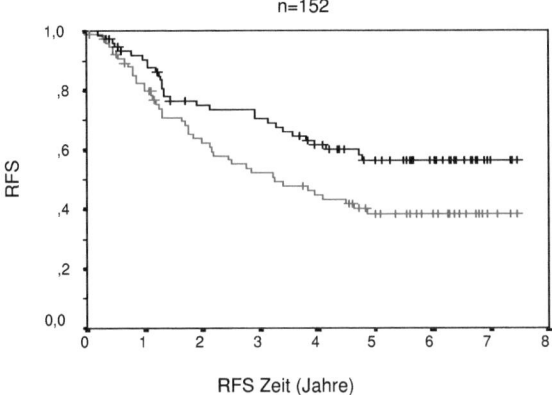

Abbildung 31: Wahrscheinlichkeit des rezidivfreien Überlebens im Rezidivkollektiv (n=152) für eine Induktionsdosisintensität >= 0,95 (obere Kurve, n=75, pEFS==0.56±0.06) und eine Induktionsdosisintensität < 0,95 (untere Kurve, n=77, pEFS==0.39±0.06), p=0.029

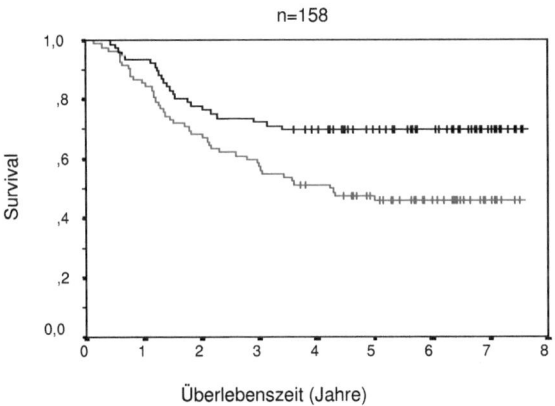

Abbildung 32: Überlebenswahrscheinlichkeit im Gesamtkollektiv (n=158) für eine Induktionsdosisintensität >= 0,95 (obere Kurve, n=76, pEFS==0.70±0.05) und eine Induktionsdosisintensität < 0,95 (untere Kurve, n=82, pEFS==0.46±0.06), p=0.005

Tabelle 41: *Wahrscheinlichkeit für ereignisfreies Überleben und rezidivfreies Überleben sowie Überlebenswahrscheinlichkeit für Patienten mit einer Induktionsdosisintensität von mindestens 0.95 und Patienten mit einer Induktionsdosisintensität von weniger als 0.95*

	Induktionsdosisintensität		Log-rank Test
	>= 0.95	< 0.95	p-Wert
EFS	0.50 ± 0.06 (n=76)	0.32 ± 0.05 (n=82)	0.013
RFS	0.56 ± 0.06 (n=75)	0.39 ± 0.06 (n=77)	0.029
Survival	0.70 ± 0.05 (n=76)	0.46 ± 0.06 (n=82)	0.005

In der Gruppe der Patienten mit einer Induktionsdosisintensität von mindestens 95% erhielten 15 von 76 Patienten (19.7%) eine Stammzelltransplantation, während von 82 Patienten mit einer geringeren Induktionsdosisintensität 24 (29.2%) eine Stammzelltransplantation erhielten. Dieser Unterschied ist jedoch nicht signifikant (p=0.165).

5 Diskussion

Die Hauptfragestellung der vorliegenden Arbeit war die Klärung der Frage, ob der Einsatz von G-CSF im Rahmen des Therapieprotokolls ALL-REZ BFM 96, gegeben zwischen den initialen Therapieblöcken, durch die Reduktion von toxischen Begleiterscheinungen zu einer Intensivierung der Therapie und sogar zu einer Prognoseverbesserung führen kann. Die Untersuchungen sollten, um diese Frage zu beantworten, Aufschluss darüber geben, ob die Medikamente vollständig verabreicht wurden, ob die Chemotherapieblöcke zeitgerecht begonnen wurden, ob der Abstand zwischen den Blöcken durch G-CSF beeinflusst wurde und ob die Gabe von G-CSF zu Toxizitätsunterschieden und zu einer Erhöhung der Dosisintensität führte. Darüberhinaus sollte geklärt werden, ob die Dosisintensität und der Einsatz von G-CSF einen Einfluss auf die Prognose hatten.

Im Rahmen der prospektiven multizentrischen Studie ALL-REZ BFM 96 konnten für die vorliegende Arbeit 182 der insgesamt 207 in die Studie aufgenommenen Patienten ausgewertet und analysiert werden. Dieses entspricht 88% aller Patienten, die zum vorliegenden Zeitpunkt der Auswertung in die Studie aufgenommen waren. Von den weiteren 12% aller Patienten haben die beteiligten Kliniken kein oder nicht ausreichendes Datenmaterial zur Verfügung gestellt. Die Zwischenergebnisse nach vierjähriger Laufzeit wurden 2001 in Form eines Abstracts publiziert (von Stackelberg et al 2001). Im Februar 2002 wurden die vorläufigen Resultate auf dem 3rd Biennial Hannover Symposium on Childhood Leukemia vorgestellt und als Abstract publiziert (Schwecke et al 2002).

Hinsichtlich der Dauer der ersten Remission als wichtigstem prognostischen Kriterium (Henze et al 1994), des Rezidivzeitpunkts, der immunologischen Klassifizierung, der peripheren Blastenzahl bei Rezidivdiagnose als weiteren wichtigen prognostischen Faktoren (Bührer et al 1996) sowie des Alters bei Rezidivdiagnose gab es im Patientenkollektiv zwischen den beiden Therapiezweigen keine statistisch signifikanten Unterschiede. Auch in der Verteilung in die Strategiegruppen S2 und S3 ergaben sich keine statistischen Unterschiede. In der Gruppe mit G-CSF befanden sich signifikant mehr Mädchen. Das männliche Geschlecht ist als negativer prognostischer Faktor beschrieben worden (Chessells et al 1995), obwohl es für die Dauer der zweiten Remission keine Bedeutung zu haben scheint (Henze et al 1991). Für das Überwiegen der Mädchen im G-CSF-Zweig ist jedoch ein Zufall als Ursache naheliegend, da eine willkürlich gewählte G-CSF-Gabe eher bei ungünstigerer Prognose denkbar ist. Auch hinsichtlich des initialen Therapieprotokolls gab es zwischen den Therapiezweigen einen statistisch signifikanten Unterschied. Im Zweig mit G-CSF wurden signifikant mehr Patienten bei der Ersttherapie nach einem BFM-Protokoll behandelt. Da jedoch die in die Studie aufgenommenen Patienten durch Randomisierung in die beiden Therapiezweige verteilt wurden, erscheint auch hierfür ein Zufall ursächlich. Weiterhin ergab sich bezüglich des Vorhandenseins des BCR-ABL-Gens ein signifikanter Unterschied zwischen den Therapiezweigen, jedoch kann dieses unter anderem daran liegen, dass bei Patienten ohne G-CSF signifikant häufiger keine Angabe hierzu vorlag als bei Patienten mit G-CSF. Schließlich gab es auch hinsichtlich des Rezidivorts zwischen den Therapiezweigen einen statistisch signifikanten Unterschied. Bei 80% aller Patienten mit ALL-Rezidiv ist das Knochenmark beteiligt (Henze et al 1996). Die Prognose bei isolierten Knochenmarkrezidiven ist schlechter als bei gleichzeitig auftretenden extramedullären Rezidiven (Henze 1998). Insofern war bei Patienten mit G-CSF, die mehr isolierte Knochenmarkrezidive aufwiesen, die Verteilung der Rezidivorte weniger günstig. Ein Zufall erscheint auch hier möglich, allerdings könnte die Tatsache, dass es im Zweig ohne G-CSF mehr Ablehnungen des Randomisierungsergebnisses gab, zu einer entsprechenden Verschiebung geführt haben, da möglicherweise von den Eltern oder Erziehungsberechtigten der Kinder mit prognostisch ungünstigem Rezidivort eher eine G-CSF-Behandlung gewünscht wurde. Insgesamt ist es gerade bei einer Rezidivtherapie schwieriger, Patienten beziehungsweise ihre Eltern von der Notwendigkeit einer Randomisierung zu überzeugen, denn gerade nach dem Scheitern der Ersttherapie wollen viele beim zweiten Therapieversuch nicht den Eindruck haben, ein Experiment einzugehen. In einer britischen Studie bei Patienten mit ALL-Rezidiv scheiterte sogar eine geplante Randomisierung wegen Non-compliance aufgrund von mangelndem Vertrauen in eine Therapievariante (Lawson et al 2000).

In der vorliegenden Arbeit wurden die Toxizitäten und Medikamentendosen der ersten vier Therapieblöcke ausgewertet. Für die Auswertung der Medikamentendosen in den ersten vier Blöcken standen insgesamt 676 Therapieblöcke zur Verfügung. Von 166 der 207 Patienten (80.2%) lagen alle vier Blöcke zur Auswertung vor. Für die Auswertung der Therapieverzögerungen, welche anhand der zeitlichen Erfassung des jeweiligen Blockbeginns beurteilt wurden, konnten Daten von insgesamt 178 Patienten aus 523 Blöcken herangezogen werden. Für die Untersuchung der Toxizitäten nach den ersten drei Blöcken konnten 538 Blöcke von 181 Patienten ausgewertet werden.

Die Therapietoxizität wurde anhand der Hämoglobin-, Leukozyten-, Granulozyten- und Thrombozytenzahlen, des Auftretens von Infektionen und Fieber, Stomatitis, Übelkeit, Erbrechen und Diarrhoe, Hautveränderungen, verschiedener Leber- und Nierenparameter mit Proteinurie und Hämaturie sowie der peripheren und zentralen Neurotoxizität erfasst. Insgesamt wurden 20 Parameter zur Beurteilung der Toxizität herangezogen. Damit wurden weit mehr Parameter als in anderen Studien, die einen G-CSF-Einsatz untersuchten, herangezogen. Weitere mögliche Kriterien wie Hospitalisierungsrate, Krankenhausaufenthaltsdauer, Dauer supportiver Behandlung und Antibiotikaeinsatz waren in der vorliegenden Arbeit nicht

Gegenstand der Untersuchung. Diese wurden in einigen anderen Studien, teilweise auch stellvertretend für die direkte Auswertung von aufgetretenen Infektionen, eingesetzt (Clarke et al 1999, Michel et al 2000, Little et al 2002, Jones et al 1995). Während die Erfassung der WHO-Toxizitätsparameter internationaler Standard ist, stellt sie immer die Bewertung des schlechtesten punktuellen Einzelwertes dar. Klinisch relevanter ist aber in der Regel die Dauer der Toxizität, die bei der WHO-Toxizitätsbeurteilung keine Berücksichtigung findet. Bei einer Untersuchung der Rehospitalisierungsrate konnte Little 2002 einen deutlichen Vorteil für mit G-CSF behandelten Patienten aufweisen. Dieses war in einer 1997 von Pui veröffentlichten Studie nicht der Fall, jedoch konnte mit G-CSF die Krankenhausaufenthaltsdauer reduziert werden (Pui et al 1997). Auch Clarke et al berichteten von einer durch G-CSF bedingten Reduktion der Krankenhausaufenthaltsdauer (Clarke et al 1999).

Bezüglich der hämatologischen Toxizität hatte der größte Teil der Patienten Hämoglobinwerte von immerhin noch zwischen 65 und 80 g/l. Bei nur wenigen Patienten waren die Hämoglobinwerte in der Altersnorm. Bis zum dritten Therapieblock nahmen die Hämoglobinwerte ab, so dass nur noch 4.1% von Patienten nach dem dritten Block einen normalen Hämoglobinwert aufwiesen. Zu beachten ist jedoch, dass die Hämoglobinwerte, wie auch die Thrombozytenwerte, aufgrund der Möglichkeit der Gabe von entsprechenden Konzentraten nur von eingeschränkter Aussagekraft sind. Signifikante Unterschiede zwischen den Therapiezweigen gab es bezüglich der Hämoglobinwerte nicht.

Hinsichtlich der Thrombozytenzahlen wiesen Patienten im Zweig mit G-CSF nach den ersten drei Blöcken insgesamt signifikant höhere Toxizitätsgrade auf. Nach den einzelnen Blöcken gab es jedoch keine signifikanten Unterschiede. Ähnliche Ergebnisse sind auch aus anderen Studien hervorgegangen. So wurde 1996 von Welte in einer Studie über den Einsatz von G-CSF bei Kindern mit ALL eine häufigere Thrombozytopenie beschrieben (Welte et al 1996). In einer weiteren Studie war bei einer erhöhten Dosisintensität die Dauer der Thrombozytopenie bei Kindern mit ALL, die G-CSF erhielten, erhöht (Michel et al 2000). Ähnliche Ergebnisse gab es auch schon bei Studien mit Erwachsenen (De Wit et al 1996). Es ist denkbar, dass die Stimulierung der Granulopoese aufgrund eines Stammzelleffekts eine gewisse Verdrängung der Thrombopoese bzw. der Megakaryozyten bewirkt, welche jedoch erst bei der Gesamtauswertung der Toxizität nach den ersten drei Blöcken statistische Signifikanz erreicht. Auch könnte die durch G-CSF ermöglichte Steigerung der Dosisintensität durch die hämatologische Toxizität der Medikamente zu der verstärkten Thrombozytopenie führen. Dies trifft natürlich in besonderer Weise zu, wenn G-CSF gleichzeitig mit Zytostatika gegeben wird, wobei die durch G-CSF stimulierten Stammzellen besonders empfindlich gegenüber der Chemotherapie sind (De Wit et al 1996). Andererseits führte G-CSF in einer anderen Studie nach der Induktionstherapie bei Erwachsenen mit ALL zu einer schnelleren Thrombozytenregeneration (Larson et al 1998).

Wie zu erwarten wies der größte Anteil der Patienten jeweils einen Toxizitätswert von 4 für die Leukozyten- und die Granulozytenzahlen nach den ersten drei Blöcken auf, also jeweils sehr niedrige Werte. Sehr wenige Patienten wiesen Leukozytenzahlen über 3 G/l bzw. Granulozytenzahlen über 1.5 G/l auf. Noch deutlicher als bei den Leukozytenwerten zeigt sich die toxische Wirkung der Chemotherapie bei den Granulozytenwerten. Erstaunlich ist, dass sich wie für die Hämoglobinwerte auch für die Leukozyten- und Granulozytenwerte keine signifikanten Unterschiede zwischen den Therapiezweigen ergeben. Möglicherweise lässt sich dieses damit erklären, dass nur Annäherungswerte von Toxizitätsgraden ausgewertet wurden. Deutliche Unterschiede mit statistischer Signifikanz zeigen sich hingegen bei der Auswertung der Blutbilder, zu der die absoluten Leukozyten- und Granulozytenzahlen herangezogen wurden. In den an die teilnehmenden Kliniken gerichteten Erinnerungsschreiben zur Einsendung der Dokumentationsbögen wurde für die vorliegende Arbeit um Dokumentation der zur Einhaltung der Steuerungsregeln notwendigen Bestimmung der Blutbilder gebeten. Diese sollten jeweils vor und bei Beginn der ersten vier Chemotherapieblöcke dokumentiert werden, wobei für jeden Patienten ein gesonderter Bogen an die Kliniken verschickt wurde. Bezüglich der Leukozyten- und Granulozytenzahlen besteht für die Blöcke zwei bis vier, also nach G-CSF-Gabe im entsprechenden Zweig, zwischen den Therapiezweigen ein signifikanter Unterschied. Patienten mit G-CSF wiesen also nach G-CSF-Gabe jeweils einen signifikant höheren Leukozyten- und Granulozytenwert auf. Dies könnte wiederum die schnellere Therapiefortsetzung im G-CSF-Zweig erklären.

Die Steuerungsregeln im Studienprotokoll gaben vor, dass der F2-Block ohne Rücksicht auf Blutbildparameter nach 14 Tagen begonnen werden sollte. Die R1- und R2- Blöcke, die nach 21 Tagen begonnen werden sollten, konnten bereits eher begonnen werden, wenn die Granulozytenzahl mindestens 0.5 G/l betrug. Bei der Auswertung der Patientenanteile, die bei Blockbeginn Granulozytenwerte von mindestens 0.5 G/l aufwiesen, fällt auf, dass sich der zweite Block von den späteren Blöcken unterscheidet. Für Block 2 wurde der Zeitplan bei mehr als 40% der Patienten ohne Berücksichtigung der Granulozytenzahlen eingehalten, für die nachfolgenden Blöcke nur bei 10% der Patienten. Bei Beginn des dritten und des vierten Blocks wiesen etwa 90% der Patienten eine Granulozytenzahl von 0.5 G/l oder höher auf. Bei Beginn des zweiten Blocks, der unabhängig vom Blutbild begonnen werden sollte, waren es nur knapp 60% der Patienten. Bei jeweils etwa 10% der Patienten wurden der dritte und vierte Block trotz Granulozytenwerten unter 0.5 G/l begonnen. Damit kann davon ausgegangen werden, dass bei etwa 90% der Patienten die Steuerungsregeln eingehalten wurden. Es ist anzunehmen, dass diese Unterschiede zwischen dem zweiten und den nachfolgenden Blöcken auch an den unterschiedlichen Intervallvorgaben in den Steuerungsregeln liegen. Es könnte jedoch auch ein indirekter Hinweis darauf sein, dass eine zügige Therapiefortsetzung beim zweiten Block stärker beachtet worden ist als bei den späteren Blöcken. Anhand der vorhandenen Daten lässt sich allerdings keine Aussage darüber machen, wie oft die Blöcke aufgrund der Blutbilder vorzeitig begonnen wurden. Die Einhaltung der Steuerungsregeln ist also nicht direkt erfasst worden, so dass sich die Interpretation der Ergebnisse in Bezug auf die Steuerungsregeln schwierig gestaltet.

Beim Vergleich der beiden Therapiezweige miteinander wiesen signifikant mehr Patienten mit G-CSF, 94.2% gegenüber 82.6% ohne G-CSF, bei Beginn des dritten Blocks einen Granulozytenwert von mindestens 0.5 G/l auf. Dies lässt vermuten, dass bei mehr Patienten mit G-CSF die Steuerungsregeln eingehalten wurden, wobei jedoch auch berücksichtigt werden muss, dass der dritte Block nach Ablauf von 21 Tagen auch unabhängig vom Blutbild begonnen werden sollte. Bei Beginn des vierten Blocks war der Unterschied zwischen den Therapiezweigen nicht signifikant. Bei Patienten ohne G-CSF mussten offensichtlich die Blöcke signifikant häufiger bereits vor Erreichen des Granulozytengrenzwertes begonnen werden, um den Zeitplan einhalten zu können. Dieses Ergebnis kann auf einen G-CSF-Effekt zurückgeführt werden.

In der Literatur ist zwar vereinzelt über einen ausbleibenden Einfluss auf die hämatologischen Werte und die Regeneration der neutrophilen Granulozyten berichtet worden (Dibenedetto et al 1995, Little et al 2002). In einer anderen Studie, in der G-CSF keinen Einfluss auf das Vorkommen einer Neutropenie hatte, wurde G-CSF zeitgleich mit der Chemotherapie verabreicht, was möglicherweise die ausbleibende Wirkung erklärt (Calderwood et al 1994). Weiterhin ist möglich, dass bei den Studienpatienten ein elektiver G-CSF-Einsatz nach klinischen Gesichtspunkten zur Behandlung neutropenischer Phasen erfolgte, was die Studienergebnisse beeinflusst haben könnte. Jedoch spiegeln die Ergebnisse der vorliegenden Arbeit die Ergebnisse zahlreicher weiterer Studien über den positiven Einfluss von G-CSF auf die Regeneration der Neutrophilen sowohl bei Kindern (Mitchell et al 1997, Laver et al 1998, Clarke et al 1999, Michel et al 2000, Jones et al 1995, Alonzo et al 2002) als auch bei Erwachsenen (Kantarjian et al 1993, Ottmann et al 1995, Scherrer et al 1993, Geissler et al 1997, Bassan et al 1997, Larson et al 1998, Hoiowiecki et al 2002) wider. In diesen Studien zeigte sich allerdings auch mehrfach, dass G-CSF zwar die Dauer und das Ausmaß der Neutropenie zu verringern vermochte, nicht jedoch die Häufigkeit ihres Eintretens. Nach evidence-based-medicine-Kriterien wurden in einer kürzlich publizierten Metaanalyse sechs randomisierte Studien ausgewertet, um den Effekt einer G-CSF-Gabe zu untersuchen. Sie kam zu dem Ergebnis, dass der Einsatz von G-CSF das Auftreten neutropenischer Phasen und Infektionen signifikant verringerte, während die Dauer der neutropenischen Phasen nicht beeinflusst wurde (Sasse et al 2005). Dennoch konnte im Rahmen einer anderen kürzlich veröffentlichten Studie die Dauer der Neutropenie um neun Tage verkürzt werden (Ozkaynak et al 2005). Allerdings wurde in dieser Studie G-CSF erst gegeben, wenn eine Infektion auftrat, während in den sechs in der Metaanalyse untersuchten Studien G-CSF prophylaktisch zur Verhinderung einer Neutropenie eingesetzt wurde. Hinsichtlich der Neutrophilen ist auch zu berücksichtigen, dass ihre Zahl letztlich keine Aussage über die klinischen Wirkungen und Vorteile von G-CSF zulässt und nur ein Hilfsmittel für die Einschätzung seiner Effektivität darstellt (Hartmann et al 1997).

Bei Patienten im G-CSF-Zweig traten sowohl signifikant weniger Infektionen als auch signifikant weniger fieberhafte Episoden auf. Dennoch hatte die G-CSF-Gabe keinen Einfluss auf das Vorkommen lebensbedrohlicher Infektionen und Fieber über 40°C über mehr als 24 Stunden. Auch Pui beschrieb 1997, dass G-CSF, bei insgesamt verminderter Infektionsrate, die Rate an schweren Infektionen nicht reduzieren konnte (Pui et al 1997). Zum gleichen Ergebnis kamen auch Welte et al (1996). In einer Metaanalyse verschiedener randomisierter kontrollierter Studien über den Einsatz von koloniestimulierenden Faktoren bei Kindern mit malignen Erkrankungen zeigte sich, dass die infektionsbedingte Mortalität durch G-CSF nicht herabgesetzt werden konnte (Sung et al 2004). In einer Untersuchung über G-CSF bei Kindern mit AML blieben Einflüsse auf das Vorkommen von Infektionen gänzlich aus (Alonzo et al 2002), in einer weiteren Studie bei Kindern mit non-Hodgkin-Lymphom, einer der ALL verwandten Erkrankung, konnte die Infektionsrate ebenfalls nicht beeinflusst werden (Patte et al 2002). Dennoch wird in der Literatur mehrfach über eine durch G-CSF bedingte Reduktion von Infektionen bei Kindern berichtet (Welte et al 1994, 1996, Pui et al 1997). Auch in der Erwachsenentherapie der ALL wurde häufig über eine geringere Infektionsrate nach G-CSF-Therapie berichtet (Kantarjian et al 1993, Ottmann et al 1995, Hoelzer et al 1995, Geissler et al 1997, Hoiowiecki et al 2002). Sogar das Vorkommen schwerer Infektionen konnte bei Erwachsenen reduziert werden (Geissler et al 1997). Insgesamt traten die meisten Infektionen wie auch die meisten Fieberanstiege nach den ersten beiden Blöcken auf, was möglicherweise auf die noch fehlende oder unvollständige Remission zurückzuführen ist.

Die toxischen Nebenwirkungen der Therapie auf die Schleimhaut hielten sich in Grenzen. Bei fast der Hälfte der Patienten traten diesbezüglich keine Erscheinungen auf, allerdings wurde in 13 Blöcken eine totale parenterale Ernährung aufgrund einer Stomatitis notwendig. In der Literatur ist über einen positiven Effekt in Studien mit G-CSF auf das Auftreten von Mukositis berichtet worden (Welte 1996, Sternberg et al 2001). Unterschiede zwischen den

Therapiezweigen fanden sich in der vorliegenden Arbeit jedoch nicht. Nach dem ersten Block war das Auftreten von Schleimhautläsionen am häufigsten, nach dem zweiten am geringsten. Möglicherweise lässt sich dieses durch die fehlende Wirkung des schleimhauttoxischen Methotrexat im F2-Block erklären. Auch Übelkeit, Erbrechen und Diarrhoe kamen wenig und meist in leichter Form vor. Für diese drei Parameter ergaben sich jedoch kaum Unterschiede hinsichtlich des Vorkommens nach den verschiedenen Blöcken. Signifikante Unterschiede zwischen den Therapiezweigen ergaben sich ebenfalls nicht.

Toxische Wirkungen auf die Niere waren insgesamt nur in sehr geringem Maße nachweisbar. Erstaunlich ist ein signifikanter Unterschied hinsichtlich der Creatinin clearance zwischen den Therapiezweigen, wobei Patienten ohne G-CSF seltener eine Einschränkung der Creatinin clearance aufwiesen. Eine Nierentoxizität mit Einschränkung der glomerulären Filtrationsrate ist für G-CSF nicht bekannt. Bei weiteren Studien mit G-CSF ist bisher noch kein Einfluss auf die Creatinin clearance beschrieben worden. Jedoch gibt es zu zahlreichen Medikamenten für die Anwendung im pädiatrischen Bereich keine ausreichenden Dosis- und Verträglichkeitsangaben. Insgesamt wird die G-CSF-Therapie bei Kindern gut vertragen (Schaison et al 1998). Nach einer Datenbankrecherche der Arzneimittelkommission der deutschen Ärzteschaft liegt G-CSF als potenzieller Auslöser von Nebenwirkungen bezüglich der Häufigkeit bei den 2- bis 11-jährigen Kindern an 15. Stelle, bei den 12- bis 17-jährigen Jugendlichen an 13. Stelle (Schwarz et al 1998). Beobachtete Nebenwirkungen von G-CSF sind demnach minimal und verschwinden fast sofort nach Gabe. Am häufigsten beobachtet wurden Fieber, Rückenschmerzen, Thoraxschmerzen, Kopfschmerzen, Übelkeit, epigastrische Schmerzen, Hautbeteiligungen, Knochenschmerzen, Pruritus und Parästhesien (Asano 1991). Nach Asano liegt die Nebenwirkungsrate für G-CSF insgesamt bei 4.5%. Es liegt dennoch nahe, auch aufgrund fehlender ähnlicher Untersuchungsergebnisse in der Literatur, dass es sich bei den Unterschieden hinsichtlich der Creatinin clearance um einen Zufall handelt.

Die Lebertoxizität blieb ebenfalls gering. Obwohl ein großer Teil der Patienten eine Transaminasenerhöhung aufwies, war diese in der Mehrzahl der Fälle nur mäßig ausgeprägt. In einer Studie wurde die Transaminasenerhöhung bei wegen einer ALL behandelten Kindern und der Zusammenhang mit der Methotrexattherapie untersucht. Es zeigte sich, dass die häufige Begleiterhöhung der Transaminasen bei der Therapie der ALL selten nach Behandlungsende persistierte und dass die Methotrexattherapie nicht mit einer Leberfunktionsstörung in Zusammenhang gebracht werden kann (Farrow et al 1997). Es ist jedoch bemerkenswert, dass signifikant mehr Patienten mit G-CSF als ohne G-CSF eine Transaminasenerhöhung aufwiesen. Dieses könnte an der höheren Therapiedichte bei Patienten mit G-CSF, bedingt durch die signifikant kürzeren Blockabstände und der damit hervorgerufenen verstärkten

Nebentoxizität der Chemotherapie liegen. Auch Hautveränderungen und neurotoxische Erscheinungen kamen nur selten vor. Diese Toxizitätserscheinungen, für die keine Unterschiede zwischen den Therapiezweigen bestanden, beruhen vermutlich ebenfalls auf den Wirkungen der verschiedenen Chemotherapeutika. So führte zum Beispiel die Neurotoxizität von Vincristin zu der Festlegung einer Maximaldosis im Therapieprotokoll ALL-REZ BFM 96.

Hinsichtlich des Allgemeinbefindens vertrug der Großteil der Patienten die Therapie gut oder mäßig gut. Auch hier konnten keine signifikanten Unterschiede zwischen den Therapiezweigen nachgewiesen werden. Es ist jedoch zu berücksichtigen, dass die Beurteilung des Allgemeinbefindens aufgrund der subjektiven Einschätzung durch die behandelnden Ärzte vorgenommen wurde. Da diese möglicherweise unterschiedliche Auffassungen über ein gutes oder schlechtes Allgemeinbefinden haben, sind die Ergebnisse zu diesem Toxizitätskriterium von nur einschränkter Aussagekraft und mit Vorbehalt zu betrachten. In der Erwachsenentherapie hat man, um eine möglichst objektive Aussage treffen zu können, mitunter Fragebögen zur Lebensqualität ausfüllen lassen (Bronchud et al 1989). Da es jedoch gerade bei Kindern schwierig ist, objektive Kriterien für das Allgemeinbefinden heranzuziehen, wird man sich zur Toxizitätsbeurteilung wahrscheinlich diesbezüglich mit subjektiven Einschätzungen zufrieden geben müssen. Kürzlich wurde jedoch in zwei Pilotstudien der Versuch einer Eruierung der Lebensqualität pädiatrisch-onkologischer Patienten erstmals mittels direkter Befragung gemacht (Hinds et al 2004).

Die Untersuchung der Therapieverzögerung zwischen den einzelnen Therapieblöcken ergab, dass bei Patienten mit G-CSF in signifikant mehr Fällen, mit 60.3% gegenüber 46.9%, rechtzeitig mit der Therapie fortgesetzt werden konnte. Insgesamt wurde nach dem ersten Block im Median nach 15 Tagen mit dem F2-Block begonnen. Bei Patienten mit G-CSF betrug der Median 14 Tage, bei denen im Zweig ohne G-CSF 16 Tage. Vorgesehen war ein Blockabstand von 14 Tagen. Mit dem dritten und vierten Block wurde in beiden Therapiezweigen im Median nach jeweils 21 Tagen begonnen, was den Vorgaben im Therapieprotokoll entsprach. Nach jedem der ersten drei Blöcke wurde bei Patienten mit G-CSF signifikant schneller mit dem nachfolgenden Block begonnen.

Hieraus ergibt sich, dass die Chemotherapie weitgehend innerhalb des vorgegebenen Zeitraums erfolgte, wobei die G-CSF-Gabe offensichtlich eine zeitgerechtere Durchführung der Chemotherapie ermöglichte. Die Therapieverzögerung von im Median einem Tag zwischen dem ersten und zweiten Block erstaunt dennoch, da beide F-Blöcke zeitgerecht und ohne Rücksicht auf Blutbildparameter nach 14 Tagen verabreicht werden sollten. Erst die R1- und R2- Blöcke sollten abhängig von Blutwerten begonnen werden. Auch in anderen pädiatrisch-onkologischen Studien wurde über eine durch G-CSF bedingte zeitgerechtere Durchführung einer

Chemotherapie berichtet. In einer randomisierten Studie mit 164 Kindern mit ALL konnte bei Patienten mit G-CSF neben einer deutlichen Reduktion von neutropenischen Phasen auch signifikant häufiger eine rechtzeitige Fortsetzung der Therapie beobachtet werden (Pui et al 1997). Auch Welte et al berichteten über eine zeitgerechtere Durchführung der Protokolltherapie bei Kindern mit ALL (Welte et al 1996). Ein ähnliches Ergebnis wurde auch von Clarke et al berichtet (Clarke et al 1999). Laver et al berichteten trotz ausbleibender Vorteile während der Induktionstherapie von einer Tendenz zu geringeren Therapieverzögerungen während der Konsolidierungstherapie, welche jedoch nicht statistische Signifikanz erreichten (Laver et al 1998). Bei Kindern, die wegen eines Ewing- oder Weichteilsarkoms behandelt wurden, führte G-CSF zu einer Therapieintervallverkürzung (Womer et al 2000). Auch in einer Untersuchung von Patienten mit fortgeschrittenen soliden Tumoren konnten die Therapiezyklen mit Hilfe von G-CSF kürzer gehalten werden (Jones et al 1995). Eine Studie mit 32 wegen einer ALL behandelten Kindern in Italien ließ jedoch keinen Vorteil bezüglich der zeitlichen Durchführung der Therapie durch G-CSF, ebenso wenig bezüglich der Granulozytenwerte oder des Vorkommens von Infektionen, erkennen (Dibenedetto et al 1995). In dieser Studie wurde G-CSF allerdings während einer weniger intensiven Konsolidierungstherapie gegeben, so dass seine Wirkung möglicherweise nicht zum Tragen kam. Zudem war die Fallzahl der Studie mit 32 Kindern eher klein. Auch in Studien mit Erwachsenen wurde mehrfach über eine zeitgerechtere Durchführung von Chemotherapiezyklen nach G-CSF-Gabe berichtet (Hoiowiecki et al 2002, Sternberg et al 2001, Ottmann et al 1995, Hoelzer et al 1995, Scherrer et al 1993).

Eine mögliche Ursache für die Therapieverzögerung könnte darin liegen, dass individuell, vielleicht auch aufgrund von persönlichen oder familiären Gründen, der Tag für die Weiterführung der Therapie festgelegt oder verschoben wurde, ungeachtet klinischer Kriterien. Auch ein Einfluss der Nebentoxizität, die durch die spezifischen Nebenwirkungen der einzelnen Medikamente oder durch auftretende Infektionen hervorgerufen wird, auf die Therapiefortsetzung wäre denkbar, auch wenn das Protokoll vorgab, dass der zweite Block ohne Rücksicht hierauf nach 14 Tagen begonnen werden sollte. Denkbar wäre auch, dass die behandelnden Ärzte für den ersten Blockabstand, wie es für die nachfolgenden im Protokoll vorgegeben war, die Leukozyten-, die Granulozyten- und die Thrombozytenzahlen als maßgebend ansahen und die Fortsetzung der Therapie bereits nach dem ersten Block von ihnen abhängig machten. Möglicherweise richteten sich auch viele der behandelnden Ärzte aufgrund der Stationsroutine nach den im Studienprotokoll vorgegebenen Zeitpunkten, anstatt die vorgeschriebenen Steuerungsregeln zu berücksichtigen, welche unter Umständen bei vielen Patienten eine noch frühere Therapiefortsetzung ermöglicht hätten. So ist es denkbar, dass hierdurch der volle Umfang der potenziellen Verdichtung der Induktionstherapie, ein zentrales Ziel der Studie ALL-REZ BFM 96, nicht ausgeschöpft wurde.

Das Protokoll gab weiterhin vor, dass bei Therapieunverträglichkeit anstelle von Therapieverzögerungen Dosisreduktionen vorgenommen werden sollten. Bei Vincristin, Daunorubicin und Methotrexat konnte in beiden Therapiezweigen bei mindestens 95% der Patienten die Solldosis verabreicht werden. Demgegenüber konnte bei signifikant mehr Patienten des Zweiges mit G-CSF die Solldosis an Dexamethason gegeben werden, bei diesen Patienten wurde die Dexamethasondosis also seltener reduziert. Es ist naheliegend, dass die Ursache hierfür in der nachweislich besseren Therapieverträglichkeit bezüglich der hämatologischen Parameter bei Patienten mit G-CSF liegt. Zu bedenken ist, dass bei vielen Medikamenten ihre jeweilige Wirksamkeit von der Resorption und Bioverfügbarkeit, welche individuellen Schwankungen unterliegen, abhängt. In einer Studie über die pharmakokinetischen Eigenschaften von Methotrexat und Mercaptopurin bei Kindern mit ALL konnte nachgewiesen werden, dass interindividuell eine große Variabilität bezüglich der Plasmakonzentrationen beider Substanzen besteht, und zwar unabhängig von der Dosis, vom Patientenalter und von der Therapiedauer (Balis et al 1998). Methotrexat ist eines der in der pädiatrischen Onkologie am häufigsten angewendeten Medikamente und besitzt ein breites Spektrum an Antitumoraktivität. In einer weiteren Studie wurden daher bei Kindern mit einem ALL-Rezidiv Dosisindividualisierungen von Methotrexat vorgenommen, um potentiell hoch toxische Dosen zu vermeiden (Wall et al 2000). Außerdem gab es in einer Studie Hinweise auf eine möglicherweise stärkere neurotoxische Wirkung höherer Methotrexatdosen (Mahoney et al 2000). Eine deutliche Methotrexattoxizität wurde in einer Studie beobachtet bei pädiatrischen Patienten, bei denen eine intravenöse Methotrexatgabe zeitgleich mit intrathekalem Methotrexat gegeben wurde (Blatt et al 1993). Seit den achtziger Jahren konnte allerdings durch die Einführung einer hochdosierten Methotrexattherapie die Inzidenz von testikulären Rezidiven herabgesetzt werden (Henze et al 1997). Jedoch ergab eine spätere Studie, dass auch nach einer mittelhoch dosierten Methotrexattherapie nicht vermehrt testikuläre Rezidive auftraten (Dördelmann et al 1998). In der Therapiestudie ALL-REZ BFM 96 wurde Methotrexat weiterhin in der Dosis von 1 g/m² als 36-Stunden-Infusion eingesetzt, nachdem im Rahmen der Studie ALL-REZ BFM 90 kein prognostischer Vorteil einer hochdosierten Methotrexattherapie erkennbar war (Henze et al 1994, von Stackelberg et al 2008). Eine deutliche Methotrexattoxizität, zu erkennen beispielsweise an der Schleimhauttoxizität, war in der vorliegenden Arbeit nicht nachweisbar.

Auch Vincristin sowie das ebenso aus der Gruppe der Vinca-Alkaloide stammende Vindesin spielen eine zentrale Rolle in der Rezidivtherapie und waren in jedem Block vorgesehen. Aufgrund ihrer neurotoxischen Nebenwirkungen waren sowohl für Vincristin als auch für Vindesin definierte Maximaldosen festgelegt. Neurologische Toxizitäten hielten sich, wie bereits beschrieben, nach Auswertung der Toxizitätsdaten stark in Grenzen, so dass davon ausgegangen werden kann, dass die Dosierungen von Vincristin und Vindesin im akzeptablen Bereich lagen. Tatsächlich konnte auch bei Vincristin bei mehr als 95% der Patienten die Soll- bzw. die Maximaldosis verabreicht werden. Die zytotoxische Wirkung von Vincristin ist abhängig sowohl von der extrazellulären Konzentration als auch von der Dauer der Exposition (Kellie et al 2004), jedoch werden hohe Dosen aufgrund der Neurotoxizität grundsätzlich vermieden. In einer Studie wurde allerdings kürzlich nachgewiesen, dass eine kontinuierliche Infusion von Vincristin nach einer Bolusgabe bei Kindern mit ZNS-Tumoren nicht zu einer signifikanten Neurotoxizität führte, während mit dieser Methode dennoch eine gesteigerte systemische Exposition erzielt werden konnte (Kellie et al 2004).

Das Hinzufügen eines Anthrazyklins führte bei der Entwicklung der ALL-Rezidivtherapie zu einer Remissionsrate von über 80% (Chessells 1998) und ist daher in der Rezidivtherapie ein wichtiger Bestandteil. Aufgrund der kardiotoxischen Wirkung von Anthrazyklinen wäre eine Dosisreduktion von Daunorubicin in einzelnen Fällen nicht auszuschließen gewesen, vor allem, wenn in der Erstbehandlung bereits Anthrazykline eingesetzt worden waren. In der vorliegenden Arbeit konnte jedoch in mehr als 95% aller Blöcke die Solldosis verabreicht werden, so dass davon ausgegangen werden kann, dass die Kardiotoxizität sich in Grenzen hielt. Die kardiale Leistung beziehungsweise das Auftreten einer Kardiomyopathie waren nicht Bestandteile des Toxizitätsfragebogens. Aufgrund der Kardiotoxizität von Anthrazyklinen sind bereits Therapieschemata ohne Anthrazykline entwickelt worden, so zum Beispiel das FLAG-Schema in Großbritannien (McCarthey et al 1999). Dieses wurde bereits bei stark vorbehandelten Kindern mit rezidivierter oder refraktärer Leukämie bei akzeptabler Toxizität angewendet. Letztlich können jedoch nur Langzeitstudien über Spätfolgen genaue Auskunft über die Kardiotoxizität der Chemotherapie erbringen.

Die intrathekale Chemotherapie wurde in 1.2% der Fälle ausgelassen. Fraglich ist, warum es hier zur Streichung kam. Eine Auslassung der intrathekalen Chemotherapie war im Protokoll nicht vorgesehen. Nach einer 1998 von Pui veröffentlichten Studie kann durch eine frühe Intensivierung der intrathekalen Chemotherapie das Risiko eines ZNS-Rezidivs weitgehend ausgeschlossen werden, was wiederum zu einer erhöhten Überlebensrate führt (Pui et al 1998). In einer älteren Studie zeigte sich, dass eine kraniale Bestrahlung und eine regelmäßige intrathekale Chemotherapie bei Kindern mit ALL-Rezidiv effektiv bei der Vorbeugung von ZNS-Rezidiven sind (Bührer et al 1994). Später ließ eine Studie vermuten, dass die meisten ALL-Patienten allein mit intensiver Chemotherapie ohne Bestrahlung und mit ausgedehnter intrathekaler Chemotherapie vor ZNS-Rezidiven geschützt werden können (Schrappe et al 1998). Dennoch ist die Gabe der intrathekalen Chemotherapie in 98.8% der Blöcke ein akzeptables Ergebnis. Unabhängig vom Rezidivort benötigen alle Kinder mit ALL-Rezidiv eine

ZNS-gerichtete Therapie mit intensiver intrathekaler Chemotherapie (Chessells 1998). Wie bei der kranialen Bestrahlung, für die ein erhöhtes Risiko für die Entstehung zerebraler Tumoren beschrieben worden ist (Neglia et al 1991, Loning et al 2000, Pui et al 2003), ist jedoch auch bei der intrathekalen Chemotherapie das Auftreten von neurologischen Spätschäden nicht auszuschließen. So ergab eine Untersuchung zu Spätschäden, dass die Anzahl intrathekaler Methotrexatgaben signifikant mit den psychologischen Testleistungen von Kindern, welche aufgrund eines ZNS-Rezidivs einer ALL behandelt worden waren, korrelierte (Sternberg et al 1998). Trotz des Nachweises von ZNS-Spätfolgen bei den Kindern zeigten diese jedoch keine schweren Beeinträchtigungen, und alle Kinder besuchten eine normale Schule. Bei der Beurteilung des Risiko-Nutzen-Verhältnisses scheinen aufgrund der prognostischen Signifikanz der intrathekalen Chemotherapie die als leicht einzustufenden Spätschäden der intrathekalen Chemotherapie im akzeptablen und vertretbaren Bereich zu sein.

Das Medikament L-Asparaginase zeigt eine hohe Effektivität bei der Behandlung der ALL, sowohl der Ersterkrankung als auch des Rezidivs (Müller, Boos 1998). In der Therapiestudie ALL-REZ BFM 96 war Asparaginase daher Bestandteil jedes Therapieblocks. Da es sich um ein Protein handelt, kann es nach Gabe von Asparaginase zu Hypersensitivitätsreaktionen kommen (Ettinger et al 1997). Laut Protokoll konnte bei Unverträglichkeitsreaktionen vom vorgegebenen E. coli-Präparat auf Erwinia-Asparaginase, bei erneuter Unverträglichkeit gegebenenfalls noch auf PEG-Asparaginase gewechselt werden. Nach Auswertung der verfügbaren Daten konnte von den Patienten, die Asparaginase erhielten, bei der überragenden Mehrheit die Solldosis verabreicht werden. Es ergaben sich keine Unterschiede bezüglich der relativen Dosis von Asparaginase zwischen den Therapiezweigen, so dass der Einsatz von G-CSF keinen Einfluss auf die Asparaginasetherapie zu haben scheint. Niedrige relative Dosen erklären sich dadurch, dass Unverträglichkeitsreaktionen zum Abbruch der Asparaginaseinfusion während eines Blocks führten. Unterschiede traten jedoch in der Häufigkeit der verabreichten Präparate auf, was für Unterschiede in der Allergiehäufigkeit in den beiden Therapiezweigen spricht. Patienten ohne G-CSF erhielten in den ersten drei Blöcken signifikant häufiger Erwinia-Asparaginase. Dieses kann jedoch nicht in Beziehung zur Gabe von G-CSF gebracht werden. Insgesamt sank die Häufigkeit des Einsatzes von Coli-Asparaginase von 72% der Patienten im ersten Block auf 45% der Patienten im vierten Block ab, was die Häufigkeit einer Allergie auf Coli-Asparaginase widerspiegelt und für eine aufgetretene allergische Reaktion entweder während der Therapie der Ersterkrankung oder während des Rezidivprotokolls spricht. Die Häufigkeit des Einsatzes von Erwinia-Asparaginase stieg von 18% der Patienten im ersten Block auf 31% der Patienten im vierten Block an.

Trotz des Wirkmechanismus von Asparaginase mit relativer Selektivität der malignen Zellen kommt es häufig zu Unverträglichkeitsreaktionen auf die von E. coli und Erwinia chrysanthemi stammenden nativen Enzympräparate (Ettinger et al 1997), wobei die immunologischen Reaktionen eine Enzyminaktivierung bis hin zum anaphylaktischen Schock beinhalten (Müller et al 2000). In den letzten Jahren wurde daher eine konjugierte Enzymform in Form der PEG-Asparaginase eingeführt, welche zunächst von den meisten Patienten mit Unverträglichkeit auf E. coli oder Erwinia-Asparaginase gut toleriert wurde (Holle 1997). Die PEG-Asparaginase hat eine längere Halbwertszeit als die nativen Asparaginaseformen (Ettinger et al 1997). Daher wurde angenommen, dass die Wahrscheinlichkeit der Entstehung einer Hypersensitivität viel geringer sei als bei den nativen Formen. So konnte PEG-Asparaginase auch in der vorliegenden Arbeit in 101 der 103 Blöcke, in denen sie gegeben wurde, in der vollen Empfehlungsdosis verabreicht werden. In nur 2 Blöcken musste die Infusion vorzeitig beendet werden.

Der antileukämische Effekt der Asparaginase ist abhängig von dem Grad und der Dauer der enzyminduzierten Asparagindepletion (Ettinger et al 1997). Obwohl Asparaginase ein effektives antileukämisches Medikament ist, können allergische Reaktionen gegen Asparaginase dosislimitierend sein. Es gibt Hinweise darauf, dass die Wahrscheinlichkeit von allergischen Reaktionen nach Gabe nativer Asparaginasepräparate mit der Anzahl der Dosen innerhalb eines Therapiezyklus und mit erneuter Gabe nach einem längeren Asparaginase-freien Intervall steigt (Müller, Boos 1998). Bisher sind Dosierungen für die verschiedenen Asparaginasepräparate, welche ausschlaggebend für eine vollständige Asparagindepletion über ein bestimmtes Zeitintervall sind, unzureichend definiert worden. Ein engmaschiges Drugmonitoring bezüglich der Enzymaktivität, dem Grad der Serumasparagindepletion und des Antikörperstatus wäre daher zu empfehlen (Müller, Boos 1998). Weiterhin könnten durch silente Inaktivation aufgrund von Antikörperbildung die Asparaginaseaktivität und infolgedessen die Therapieintensität reduziert werden. In einer kürzlich publizierten Studie mit über 1000 pädiatrischen Patienten mit einer Hochrisiko-ALL konnte bei der überragenden Mehrheit von anti-Asparaginase-Antikörper-positiven Patienten kurz nach intravenöser Gabe keine Asparaginaseaktivität mehr nachgewiesen werden (Panosyan et al 2004). In einer weiteren Studie wiesen Patienten mit Hypersensitivitätsreaktionen gegenüber Asparaginase deutlich höhere anti-Asparaginase-Antikörperspiegel auf als Kontrollpatienten (Woo et al 1998). Jedoch ergab eine spätere Studie, dass das Vorhandensein entweder einer klinisch manifesten Allergie oder von anti-Asparaginase-Antikörpern kein Einfluss auf das ereignisfreie Überleben hat und dass eine klinische oder subklinische Allergie auf Asparaginase keinen prognostisch negativen Faktor darstellt (Woo et al 2000).

Im ALL-REZ BFM 96-Therapieprotokoll wurde aus diesen Gründen bei einigen Patienten PEG-Asparaginase unter Drug-Monitoring-Konditionen eingeführt. Die Auswertung der resultierenden Daten war nicht Gegenstand der vorliegenden Arbeit. Die Untersuchung der PEG-Asparaginase unter Drug-Monitoring-Konditionen bewies, dass vorherige allergische Reaktionen auf native Präparate die pharmakokinetischen Eigenschaften der PEG-Asparaginase nicht beeinflussten und dass die PEG-Asparaginase eine sinnvolle Alternative zu nativen Enzymformen bei der Behandlung des ALL-Rezidivs darstellt (Viera Pinheiro et al 2001). In einer Studie mit Kindern mit Ersterkankung einer ALL oder eines Non-Hodgkin-Lymphoms wurden unter der Therapie mit PEG-Asparaginase keine allergischen Reaktionen beobachtet (Müller et al 2000). Nach den Ergebnissen dieser Studie sind ein Drug Monitoring jedoch wo immer möglich zur Identifikation von Patienten mit silenter Inaktivierung sowie eine individuelle Dosierung bei Kindern mit ALL-Rezidiv zu empfehlen (Vieira Pinheiro et al 2000). So ergab sich bei der Datenauswertung der vorliegenden Arbeit, dass bei einem Kind aufgrund einer durch Drug-Monitoring nachgewiesenen niedrigen Teilaktivität im vierten Therapieblock eine sehr hohe relative Dosis von Erwinia-Asparaginase gegeben wurde. In der Pilotstudie ALL-REZ BFM Pilot 02 wurde aus den genannten Gründen PEG-Asparaginase als erstes Präparat eingesetzt und bei allergischer Reaktion oder silenter Inaktivierung auf Coli-Asparaginase gewechselt. Da bei dieser Reihenfolge teilweise heftige allergische Reaktionen auftraten, wurden in der Hauptstudie ALL-REZ BFM 2002 jedoch erneut Coli-Asparaginase als erstes Präparat und PEG-Asparaginase als Alternativ-Präparat eingesetzt. Erwinia-Asparaginase stellt die dritte Wahl dar. Außerdem wurde aufgrund der früheren Studienergebnisse, nach denen bei einem großen Teil der Patienten eine stille Inaktivierung von Asparaginase nachgewiesen wurde, welche zu einer nicht wirksamen Behandlung führen könnte, ein obligates Monitoring der Asparaginase-Aktivität eingeführt.

In Anbetracht der Bedeutung der Therapieintensität für die Prognose ergibt sich die Frage, ob eine Dosisintensivierung von Asparaginase, das als hochwirksames Medikament bei der Therapie der ALL bekannt ist, zu einer weiteren Verbesserung von Therapieergebnissen führen könnte. In einer 2001 veröffentlichten Studie erbrachte eine protrahierte Hochdosis-Asparaginase-Therapie zur Behandlung der pädiatrischen ALL keine Vorteile gegenüber der Standardtherapie (Rizzari et al 2001). Eine randomisierte Studie ließ jedoch vermuten, dass höhere Asparaginasewerte im Blut, welche durch wöchentliche anstatt zweiwöchentliche Gaben von PEG-Asparaginase erzielt wurden, bei Kindern mit ALL-Rezidiv mit einer erhöhten Rate an Komplettremissionen verbunden sein könnten (Abshire et al 2000). In einer 2001 publizierten Studie zu Kindern mit Ersterkrankung einer ALL führte eine verlängerte Asparaginase-Intensivtherapie zu signifikant verbesserten Ergebnissen (Silvermann et al 2001). In der vorliegenden Arbeit konnten für den ersten und den dritten Block jeweils eine signifikant höhere

Dosisintensität von Asparaginase bei Patienten, die G-CSF erhielten, nachgewiesen werden. Es ist anzunehmen, auch da es hinsichtlich der relativen Dosis keine Unterschiede gab, dass dieses Ergebnis auf die kürzeren Blockabstände bei den Patienten mit G-CSF zurückzuführen ist.

Hinsichtlich der relativen Dosisintensität ergaben sich in der vorliegenden Arbeit in den Blöcken 1, 2 und 3 für alle Medikamente mit Ausnahme von Cytarabin im zweiten Block und Methotrexat im dritten Block signifikante Unterschiede zwischen den Therapiezweigen mit und ohne G-CSF, wobei Patienten mit G-CSF eine höhere Dosisintensität aufwiesen. Im vierten Block, nach dem eine G-CSF-Gabe nicht mehr vorgesehen war, ergaben sich dagegen für keines der Medikamente signifikante Unterschiede zwischen den Therapiezweigen. Auch bei der Auswertung der relativen Blockdosisintensitäten, also der relativen Dosisintensität eines ganzen Therapieblocks, ergaben sich für die Blöcke 1 bis 3 signifikante Unterschiede, während es für den vierten Block keinen Unterschied gab. Offensichtlich konnten also durch den Einsatz von G-CSF sowohl die Dosisintensitäten der einzelnen Medikamente als auch die Blockdosisintensitäten der einzelnen Blöcke signifikant gesteigert werden. Die Induktionsdosisintensität, welche die ersten 3 Blöcke, nach denen G-CSF gegeben wurde, umfasst, war im G-CSF-Zweig ebenfalls signifikant höher. Mit dem Einsatz von G-CSF konnte im Rahmen dieser Studie also die initiale Therapieintensität gesteigert werden. Aufgrund der bereits dargestellten Ergebnisse zu den Blockabständen sind die Unterschiede in der Dosisintensität vermutlich vor allem auf die schnellere Fortsetzung der Therapieblöcke bei Patienten mit G-CSF zurückzuführen, was eine Durchführung der Therapie in kürzerer Zeit ermöglicht. Pfreundschuh et al stellten fest, dass granulopoetische Wachstumsfaktoren eher durch Reduktion von Therapieintervallen als durch Dosissteigerung zu einer Beeinflussung der Dosisintensität führen (Pfreundschuh et al 2001). Auch in der vorliegenden Arbeit können Unterschiede in der Dosisintensität der schnelleren Therapiefortsetzung bei Patienten mit G-CSF zugeschrieben werden, da diese fast alle Medikamente sowie die Blockdosisintensitäten der ersten drei Blöcke betreffen. Die Tatsache, dass für den vierten Block, nach dem kein G-CSF mehr gegeben wurde, keinerlei Unterschiede nachweisbar waren, verstärkt diese Vermutung.

Der Frage, inwieweit der Einsatz von G-CSF eine verbesserte Einhaltung der vorgegebenen Dosisintensität ermöglicht, kam in der vorliegenden Arbeit eine zentrale Bedeutung zu. Dennoch ist zu bedenken, dass die Dosisintensität nur eine annähernd objektive Größe ist, da Resorption und Verstoffwechselung der verschiedenen Medikamente starken individuellen Variationen unterliegen (Balis et al 1998), und dass die Dosisintensität keine Aussage darüber zulässt, ob die beabsichtigte Wirkung im Organismus erreicht wurde. Bei einigen Medikamenten wäre hierzu sogar eine Bestimmung von intrazellulären Medikamenten- oder Metabolitenkonzentrationen nötig (Liliemark et al 1991). G-CSF wurde nach den ersten drei Blöcken, also während der Induktionstherapie und nach dem ersten Block der Konsolidierungstherapie, eingesetzt in der Hoffnung, mit Hilfe des G-CSF die in dieser Therapiephase erwünschte Dosisintensivierung mit dem Ziel der Verbesserung der Therapieergebnisse zu erreichen. Zwar gibt es auch Vermutungen, dass G-CSF erst in der Konsolidierungstherapie von Nutzen ist (Laver et al 1998). Welte und Riehm nahmen an, dass die Wirkungen durch den Einsatz von G-CSF erst nach mehreren Therapiezyklen eintreten. Sie erklärten ihre Hypothese damit, dass die positiven Effekte von G-CSF erst dann deutlich werden, wenn die Knochenmarkzellen bereits hinreichend geschädigt sind (Welte, Riehm 1997). Da jedoch, aufgrund der Bedeutung der Induktionstherapie für die Prognose (Hartmann et al 1995), die Untersuchung der Dosisintensität und der Toxizität während der Induktionstherapie und inwieweit diese durch G-CSF beeinflusst werden kann Gegenstand der vorliegenden Arbeit war, wurde in dieser Studie G-CSF bewusst nur nach den ersten drei Therapiezyklen eingesetzt.

Der Einfluss von G-CSF auf die Dosisintensität war in onkologischen Studien bereits mehrfach Gegenstand der Untersuchung, auch wenn in pädiatrischen Studien nur selten versucht worden ist, mit Hilfe von G-CSF gezielt die Dosisintensität zu steigern. In einer randomisierten Studie aus Frankreich mit 67 Kindern mit einer Hochrisiko-ALL, bei denen G-CSF nach jedem von 6 Konsolidierungsblöcken gegeben wurde, konnte die Dosisintensität signifikant gesteigert werden (Michel et al 2000). Auch in einer Untersuchung bei Kindern mit Ewing-Sarkom oder Weichteilsarkomen führte G-CSF durch Verkürzung der Therapieintervalle zu einer signifikanten Steigerung der Dosisintensität (Womer et al 2000). In einer im gleichen Jahr veröffentlichten Studie über erwachsene Patienten mit kleinzelligem Lungenzellkarzinom konnte mit G-CSF die Dosisintensität und sogar die Überlebensrate erhöht werden (Thatcher et al 2000). Eine frühere Studie zu diesem Thema hatte diesbezüglich ein ähnliches Ergebnis gezeigt (Woll et al 1995). Auch Sternberg et al konnten 2001 in einer randomisierten Studie bei Patienten mit Urothelkarzinomen eine durch G-CSF bedingte höhere Dosisintensität sowie eine signifikant verbesserte Rate an Komplettremissionen und progressionsfreiem Überleben nachweisen (Sternberg et al 2001).

Es ist bereits bekannt, dass die Dosisintensivierung, also die möglichst genaue Beibehaltung von vorgegebenen Dosen in bestimmten Zeiteinheiten, mitbestimmend ist für die erfolgreiche Behandlung von malignen Erkrankungen (Wandle, Niederle 1992). Besonders die initiale Dosisintensität einer chemotherapeutischen Behandlung trägt zu der Prognose einer Erkrankung bei, so dass gerade während der Induktionstherapie eine möglichst große

Dosisintensität angestrebt werden sollte (Hryniuk et al 1988). Einer intensiven Induktionstherapie kommt bei der Behandlung der pädiatrischen ALL, wie auch des ALL-Rezidivs, eine entscheidende Bedeutung zu (Henze et al 1990). Im Rahmen der ALL-REZ BFM 90-Studie wurde der Einfluss der Therapiedichte während der Induktionstherapie auf die Prognose untersucht, wobei Patienten mit kürzeren initialen Blockintervallen und einer höheren initialen Dosisintensität ein günstigeres ereignisfreies Überleben aufwiesen (Hartmann et al 1995). Die relative Dosisintensität war auch in dieser Studie eher abhängig von Therapieverzögerungen als von bedeutenden Dosisreduktionen. Auch in anderen Studien konnte wiederholt gezeigt werden, dass eine frühe Therapieintensivierung zu verbesserten Therapieergebnissen führt (Chessells et al 1995, Richards et al 1998, Henze et al 1990, Hann et al 2000, 2001, Leahey et al 2000). Vorläufige Untersuchungen zur prognostischen Relevanz der Dosisintensität in der Therapiestudie ALL-REZ BFM 96 ergaben, dass ein kürzerer Blockabstand zwischen dem ersten und zweiten Induktionsblock sich als prognostisch günstig erwies und zu einer höheren Wahrscheinlichkeit des ereignisfreien Überlebens führte (Herold et al 2004). Diese Ergebnisse sind jedoch dadurch eingeschränkt, dass nur das Zeitintervall und nicht die tatsächlich erzielte Dosisintensität ausgewertet wurde. In der vorliegenden Arbeit wurden darüber hinaus die Blockdosisintensitäten und die Induktionsdosisintensitäten auf ihre prognostische Relevanz untersucht, wobei ein Zusammenhang der initialen Dosisintensität mit dem ereignisfreien Überleben nachgewiesen werden konnte. Patienten mit einer Blockdosisintensität von mindestens 95% im ersten Block hatten eine signifikant höhere Wahrscheinlichkeit für ereignisfreies Überleben, rezidivfreies Überleben und Survival. Auch im zweiten und dritten Block waren die Wahrscheinlichkeiten für ereignisfreies Überleben jeweils höher, jedoch ohne dass statistische Signifikanz erreicht wurde. Die Wahrscheinlichkeiten für rezidivfreies Überleben waren demgegenüber im zweiten und dritten Block nicht mehr signifikant unterschiedlich. Dass im Gegensatz zum RFS beim EFS und Survival ein, wenn auch geringgradiger, Unterschied zu sehen ist, könnte auf den Einfluss der stammzelltransplantationsbedingten Toxizität zurückzuführen sein. Diese wurde bei Patienten mit niedrigerer Induktionsdosisintensität häufiger durchgeführt. Allerdings ist der Unterschied nicht signifikant, so dass der Einfluss der Stammzelltransplantation insgesamt als nur gering zu werten ist. Weiterhin wiesen Patienten mit einer Induktionsdosisintensität von mindestens 95% eine signifikant höhere Wahrscheinlichkeit für ereignisfreies Überleben und für rezidivfreies Überleben sowie eine signifikant höhere Überlebenswahrscheinlichkeit auf. Wesentlichen Einfluss auf die Prognose haben also die Dosisintensität des ersten Blocks sowie die gesamte Induktionsdosisintensität, wobei jedoch die Einflüsse des zweiten und dritten Blocks von untergeordneter Bedeutung sind und sich nicht mehr signifikant nachweisen lassen. Insgesamt betrug im Patientenkollektiv die Wahrscheinlichkeit für rezidivfreies Überleben nach 5 Jahren 48% und für ereignisfreies Überleben nach 5 Jahren 40%. Die Überlebenswahrscheinlichkeit betrug 55%. Hinsichtlich der Verteilung in die beiden Therapiezweige liegen die Wahrscheinlichkeiten des 5-Jahre-rezidivfreien Überlebens sowie des 5-Jahre-ereignisfreien Überlebens im Zweig ohne G-CSF jeweils geringfügig höher als für Patienten mit G-CSF. Allerdings sind diese Unterschiede nicht signifikant. Auch die 5-Jahre-Überlebenswahrscheinlichkeit ist für die Patienten ohne G-CSF mit 59% gegenüber 51% etwas höher, jedoch ist auch dieser Unterschied nicht signifikant. Offensichtlich waren in der vorliegenden Arbeit die positiven Effekte von G-CSF hinsichtlich Infektionsrate, Auftretens fieberhafter Episoden, hämatologischer Toxizität, zeitgerechter Therapiefortsetzung und Dosisintensität der Induktionstherapie nicht ausreichend, um letztlich einen Einfluss auf die Prognose der Patienten zu bewirken. Dennoch wird der Zusammenhang einer intensiven Induktionstherapie mit einer günstigeren Prognose bestätigt.

Es hat bisher nur wenige Hinweise auf einen Zusammenhang zwischen einer G-CSF-Gabe und einer Prognoseverbesserung gegeben. Hoiowiecki et al berichteten über eine verbesserte Überlebenswahrscheinlichkeit bei Erwachsenen mit ALL (Hoiowiecki et al 2002). Bei der Therapie der AML (Kern et al 1998) sowie des kleinzelligen Lungenkarzinoms und des Urothelkarzinoms (Thatcher et al 2000, Sternberg et al 2001) konnten ebenso schon Prognoseverbesserungen beobachtet werden. Es muss jedoch berücksichtigt werden, dass die Therapieschemata für Erwachsene und Kinder in unterschiedlichem Maße optimiert sind. In bisherigen pädiatrischen Studien über den Einsatz von G-CSF in der Therapie der ALL konnte bisher niemand eine durch G-CSF bedingte Prognoseverbesserung nachweisen (Calderwood et al 1994, Clarke et al 1999, Dibenedetto et al 1995, Laver et al 1998, Little et al 2002, Michel et al 2000, Mitchell et al 1997, Pui et al 1997, Welte et al 1996). Auch in der vorliegenden Arbeit konnte keine positive Wirkung auf die Prognose festgestellt werden. Eine vergleichbare Untersuchung über den Einsatz von G-CSF bei Kindern mit Non-Hodgkin-Lymphom, einer der ALL verwandten Erkrankung mit einer ähnlich gestalteten Therapie, kam zu ähnlichen Ergebnissen und stützen daher unsere Studie (Patte et al 2002). Jedoch muss auch berücksichtigt werden, dass die Ergebnisse der vorliegenden Arbeit aufgrund der unvollständigen Randomisationscompliance möglicherweise nur eingeschränkt gültig sind.

Im Zusammenhang mit der Prognose muss auch das Risiko der Entstehung von Zweitmalignomen berücksichtigt werden. Bei einer Untersuchung mit 5006 Kindern mit ALL kamen Loning et al zu dem Ergebnis, dass das kumulative Risiko einer sekundären Neoplasie nach 15 Jahren 3.3% betrug und somit ein 14fach erhöhtes Risiko verglichen mit der allgemeinen Bevölkerung darstellte (Loning et al 2000). Ein ALL-Rezidiv lässt dieses Risiko weiter ansteigen (Bhatia et al 2002). Außerdem wurde mehrfach nachgewiesen, dass eine kraniale oder kraniospinale Bestrahlung zu einer Erhöhung des Risikos einer sekundären

Neoplasie führt (Neglia et al 1991, Loning et al 2000, Bhatia et al 2002, Pui et al 2003). Zweitmalignome traten innerhalb des Patientenkollektivs der vorliegenden Arbeit nur in zwei Fällen auf. Dabei kam es einmal zu einem Myelodysplastischen Syndrom bei einer Patientin aus dem G-CSF-Zweig. Einmal wurde ein B-Zell-non-Hodgkin-Lymphom bei einem Patienten, bei dem jedoch kein G-CSF verabreicht worden war, diagnostiziert. In einer 1995 veröffentlichten Studie entwickelten von 20 wegen eines isolierten ZNS-ALL-Rezidivs behandelten Kindern 3 Patienten eine weitere Neoplasie (Ribeiro et al 1995). 1998 nahm Pui an, dass das Vorkommen einer AML bei Patienten, die zuvor Topoisomerase II-Inhibitoren erhalten hatten, erhöht sein könnte, wobei die Langzeitüberlebensrate dieser Patienten sehr niedrig sei. In einer Studie der American Society of Hematology wurde das Vorkommen von t-ML (therapieassoziierte myeloische Leukämie und Myelodysplastisches Syndrom) bei Kindern, welche im Rahmen einer ALL-Therapie G-CSF erhalten hatten, untersucht (Relling et al 2003). Das Ergebnis dieser Studie scheint die Hypothese zu stützen, dass ein kurzfristiger Einsatz von G-CSF im Rahmen einer intensiven Chemotherapie das Risiko der Entstehung einer myeloischen Leukämie oder eines myelodysplastischen Syndroms erhöhen könnte. Die Patientin aus dem Kollektiv der vorliegenden Arbeit, welche im Verlauf ein Myelodysplastisches Syndrom entwickelte, hatte auch zuvor G-CSF erhalten. Jedoch ist dies ein Einzelfall und kein Beweis für ein erhöhtes Risiko einer G-CSF-Therapie bezüglich der Entstehung von Zweitmalignomen.

In Anbetracht der ausgebliebenen eindeutigen Vorteile von G-CSF hinsichtlich einer Prognoseverbesserung bleibt die Frage, welche Schlüsse für den zukünftigen Einsatz dieses doch sehr teuren Wachstumsfaktors gezogen werden können. G-CSF hat in zahlreichen Studien, wie auch in der vorliegenden Arbeit, neben der mehrfach beschriebenen Steigerung der Dosisintensität zu deutlichen Verringerungen von toxischen Nebenwirkungen beigetragen. In der vorliegenden Arbeit konnte die Häufigkeit von Infektionen und fieberhaften Episoden durch G-CSF signifikant herabgesetzt werden. In einer Korrespondenz gibt Gupta zu bedenken, dass die Lebensqualität pädiatrischer Patienten durchaus aufgrund von verminderten Nebenwirkungen, wie Infektionen, und daraus resultierenden verminderten Krankenhausaufenthalten eine Besserung erfährt (Gupta et al 1997). Tatsächlich legt einem der gesunde Menschenverstand nahe, dass Kinder von einem klinisch verbesserten Allgemeinzustand und mehr Zeit zu Hause, fernab vom Krankenhausmilieu, profitieren. Von im Rahmen einer Studie befragten Kindern und Eltern maßen alle einer Reduktion von Krankenhausaufenthalten einen großen Wert bei und nahmen die möglicherweise damit verbundenen G-CSF-Injektionen in Kauf (Clarke et al 1999). Vom menschlichen Standpunkt her hat G-CSF also durchaus einen großen klinischen Nutzen. Diese Meinung vertraten auch Mitchell et al, die eine durch G-CSF bedingte Verminderung der Krankenhausaufenthaltsdauer beobachteten (Mitchell et al 1997). So schreibt auch Hoelzer, dass die Lebensqualität ein wichtiges Kriterium bei der Einschätzung des Wertes einer Therapie mit Wachstumsfaktoren im Rahmen einer Chemotherapie einer malignen Erkrankung sein sollte (Hoelzer 1997).

Wie bereits erwähnt haben verschiedene Studien, wie auch in der vorliegenden Arbeit, schon gezeigt, dass G-CSF eine Dosisintensivierung ermöglichen kann. Diese ist offensichtlich jedoch nicht ausreichend, um das Überleben und die Prognose zu verbessern. Es müssen daher andere Wege gesucht werden, wobei mitunter ein Versuch der Dosisintensivierung durch Reinfusion von hämatopoetischen Stammzellen aus Vollblut, unterstützt durch G-CSF-Gaben, erprobt worden ist. Durch den Einsatz von G-CSF-geprimten peripheren Stammzellen aus Blut könnte die hämatopoetische Regeneration nach Hochdosis- oder myeloablativer Chemotherapie unterstützt werden. In einer Studie bei Patienten mit kleinzelligem Lungenzellkarzinom konnte mit dieser Methode in 96% der Therapiezyklen die volle Dosis verabreicht werden (Woll et al 2001). Die Mobilisierung peripherer Stammzellen stellt eine vielversprechende Einsatzmöglichkeit der hämatopoetischen Wachstumsfaktoren dar (Lehrnbecher et al 2001), jedoch müssen durch zukünftige Studien noch die optimalen Einsatzbereiche definiert werden. In einer kürzlich veröffentlichten Studie wurde überprüft, inwieweit das Hinzufügen von Cyclophosphamid eine noch effektivere Mobilisation peripherer Stammzellen durch G-CSF erlaubt, jedoch konnte kein Vorteil hierdurch nachgewiesen werden (Karanth et al 2004).

Weiterhin ist noch keine genaue Festlegung erfolgt, welche Patienten zu welchem Zeitpunkt von einer Supportivtherapie mit Wachstumsfaktoren wie G-CSF profitieren, um so den möglichst effektiven und effizienten Einsatzbereich dieser Medikamente definieren zu können (Hoelzer 1997), sowohl zur Anwendung als Prophylaxe als auch supportiv für die Behandlung von neutropenischen Phasen mit infektiösen Komplikationen. Darüber hinaus wären Studien, welche den optimalen Zeitpunkt für den Beginn der G-CSF-Gabe ermitteln, ob direkt nach Chemotherapiegabe oder bei Auftreten von Fieber bzw. Infektionen, von Nutzen (Ohno 1998). Eine G-CSF-Gabe vor Chemotherapiebeginn schien keine Vorteile mit sich zu bringen und vermochte, offensichtlich bedingt durch Zytostatikagabe während der durch G-CSF bewirkten Proliferation von Vorläuferzellen, die toxischen Knochenmarkeffekte sogar zu erhöhen (De Wit et al 1996). Allerdings gibt es Hinweise, dass eine frühe G-CSF-Gabe, also kurz nach Beginn eines Chemotherapiezyklus, einer späteren überlegen sein könnte (Bassan et al 1997). Besonders auch in Rücksichtnahme auf die beträchtlichen Kosten des G-CSF ist eine genaue Planung der optimalen Einsatzbereiche indiziert. Es haben bereits mehrere Untersuchungen zu Kostenanalysen von G-CSF stattgefunden. Die meisten Studien ergaben jedoch, dass die Behandlung mit G-CSF im Rahmen einer Polychemotherapie die Kosten der Gesamttherapie nicht signifikant zu verringern scheint (Rubino et al 1998), beziehungsweise, dass die Kosten des G-CSF die Einsparungen durch kürzere Krankenhausaufenthalte oder geringere Anwendung von Antibiotika wieder aufheben (Pui et al 1997, Bennett et al 2000). Weitere Studien sollten daher durchgeführt werden mit dem Ziel herauszufinden, welche Patienten von einer supportiven G-CSF-Gabe profitieren, und um für die einzelnen Patientengruppen, bei denen ein G-CSF-Einsatz geplant oder bereits Therapiebestandteil ist, die optimale Dosis und die geeignete Dauer der G-CSF-Gabe festzustellen. Dabei muss für jede Indikationsstellung des teuren G-CSF der klinische und ökonomische Nutzen mit der Einsparung der Gesamttherapiekosten kritisch gegenüber abgewogen werden. In einer kleinen randomisierten Studie aus der Schweiz wurde eine Untersuchung durchgeführt, welche die Frage klären sollte, inwieweit individuell geplante Blutabnahmen zur Bestimmung definierter hämatologischer Parameter zu einer Optimierung der G-CSF-Wirkung führen könne (Ammann et al 2002). Die Ergebnisse zeigten, dass diese Methode der Blutbildbestimmung im Gegensatz zu standardisierten, zweimal wöchentlich stattfindenden Blutbildabnahmen zu insgesamt selteneren Blutabnahmen und G-CSF-Gaben sowie dadurch insgesamt zu einer medianen Kosteneinsparung von US$ 152 pro Zyklus führte. Auf diese Art könnte also eine effizientere und zugleich zeit-, schmerz-. und kosteneinsparende Anwendung von G-CSF erreicht werden.

Ob ALL-Blasten sensitiv auf Wachstumsfaktoren, insbesondere G-CSF, reagieren und sogar stimuliert werden können, konnte weiterhin nicht eindeutig nachgewiesen werden. Bisher enthielt keine Studie einen positiven Hinweis auf eine Stimulierung leukämischer Blasten durch G-CSF. In einer Studie konnte zwar ein Hinweis auf funktionelle, wachstumsstimulierende G-CSF-Rezeptoren bei B-Zell-lymphoblastischer ALL gefunden werden (Handa et al 2000). Auch im Rahmen der Studie ALL-REZ BFM 96 konnte neben weiteren Wachstumsfaktorenrezeptoren und einigen selbst produzierten Wachstumsfaktoren bereits der G-CSF-Rezeptor auf der Oberfläche einiger leukämischer Zellen bei Rezidiv einer B-Vorläufer-Zell-ALL nachgewiesen werden (Kebelmann-Betzing et al 2001). Jedoch konnte in dieser Untersuchung für keinen der Wachstumsfaktoren oder ihrer Rezeptoren, der Adhäsionsmoleküle oder kostimulierenden Proteine ein Zusammenhang zum EFS der Patienten festgestellt werden. Im Gegensatz zu leukämischen Blasten von Kindern mit AML zeigten leukämische Blasten von Patienten mit ALL kaum eine Reaktion auf Wachstumsfaktoren (Mirro et al 1993). Trotz einer Zunahme des Einsatzes von G-CSF bei der Therapie akuter Leukämien gibt es keine Hinweise auf eine parallele Erhöhung der Rezidivrate (Ohno et al 1993). Auch in der vorliegenden Arbeit gab es zwischen den Therapiezweigen keine signifikanten Unterschiede bezüglich des rezidivfreien Überlebens. Angesichts der fehlenden Zusammenhänge zwischen G-CSF-Rezeptoren und einer ungünstigen Auswirkung auf die Prognose erscheint die Stimulierung leukämischer

Blasten durch G-CSF unwahrscheinlich, so dass sich hierdurch für die Anwendung von G-CSF vermutlich keine Einschränkung ergibt.

Insgesamt scheint G-CSF in der pädiatrischen Onkologie häufiger als in der Erwachsenenonkologie eingesetzt zu werden, wobei auch berücksichtigt werden muss, dass die überragende Mehrheit von Kindern mit malignen Erkrankungen innerhalb klinischer Studienprotokolle therapiert wird (Ozer et al 2000). Trotz der hier nachgewiesenen Vorteile von G-CSF hinsichtlich Dosisintensität sowie fieberhaften und infektiösen Komplikationen scheint es jedoch, aufgrund der ausgebliebenen positiven Wirkungen auf das ereignisfreie Überleben und auf die Prognose sowie nicht zuletzt aufgrund seiner beträchtlichen Kosten, in der Therapie des ALL-Rezidivs bei Kindern keine Berechtigung für den routinemäßigen Einsatz von G-CSF zu geben. Dennoch ist es durchaus gerechtfertigt, im Rahmen der ALL- Rezidivbehandlung G-CSF als Supportivtherapeutikum bei einzelnen Patienten mit besonders komplikationsreichen Verläufen und mit lang anhaltenden Aplasien einzusetzen. Hierbei sollte auch die potenzielle Steigerung der Lebensqualität der Kinder berücksichtigt werden.

Nach dem Ausscheiden von G-CSF als prognoseverbesserndem Therapiebestandteil müssen nun alternative Möglichkeiten zur weiteren Verbesserung von Therapie und Prognose erarbeitet werden. Die Ergebnisse der vorliegenden Arbeit stützen die bereits bestehenden Vermutungen, dass eine möglichst intensive Induktionstherapie sich als prognostisch günstig erweist. Es findet sich in der vorliegenden Arbeit, wie schon in der Studie ALL-REZ BFM 90, ein Zusammenhang zwischen der Induktionsdosisintensität und dem Therapieerfolg, wobei Patienten mit einer höheren Induktionsdosisintensität eine höhere EFS-, RFS- und Überlebenswahrscheinlichkeit haben. Es sollten daher in zukünftigen Studien die Verdichtung der Induktionstherapie und das Einhalten kurzer Blockabstände unbedingt fortgesetzt werden. Möglicherweise ist die Frage der schnellstmöglichen Fortsetzung der Therapie von größerer Bedeutung als die größtmögliche Therapieaggressivität (Herold et al 2004). Offenbar stellt eine schnelle Therapiefortsetzung einen wesentlichen Faktor für den Therapieerfolg dar, welchem jedoch möglicherweise bisher nicht ausreichend Beachtung durch die behandelnden Ärzte geschenkt wurde. Dieses ist auch erkennbar an der Tatsache, dass nur wenige Blöcke an Wochenenden begonnen wurden (Herold et al 2004). In der Folgestudie ALL-REZ BFM 2002 wurde, wie bereits erwähnt, aus diesem Grund eine Intensivierung der Induktionstherapie durch die Vorgabe von kürzeren Blockintervallen eingeführt, um eine Standardisierung des Vorgehens zu gewährleisten und ein Aufschieben der Therapie aus nicht-medizinischen Gründen zu vermeiden. Aufgrund der Bedeutung der initialen Dosisintensität für den Therapieerfolg besteht jedoch noch Forschungsbedarf, um weitere, alternative Wege der Dosisintensivierung oder Dosisanpassung zu erproben. Es stellt sich die Frage, ob die Dosisintensität durch eine individualisierte

Therapie, wie schon anhand der Asparaginase durchgeführt, steigerbar ist. Diese Fragestellungen sind unter Laborbedingungen bereits mehrfach Gegenstand der Untersuchung gewesen, müssen jedoch auch an Patientenkollektiven erprobt werden. In den USA haben zum Teil schon pharmakokinetische Untersuchungen zu diesem Thema stattgefunden. Wall et al führten bei Kindern mit ALL-Rezidiv Dosisindividualisierungen von Methotrexat zum Erreichen einer steady-state-Zielkonzentration durch (Wall et al 2000). In einer weiteren Studie, in der bei drei Medikamenten eine individualisierte Therapie anhand von Clearenceraten der Patienten durchgeführt wurde, konnte sogar die Rezidivwahrscheinlichkeit durch eine individuell angepasste Methotrexatdosis verringert werden (Evans et al 1998). Während eine Gruppenoptimierung der Therapie, wie hier mit einer randomisierten Gabe von G-CSF, keinen Erfolg hatte, könnte eine individuelle Therapieoptimierung daher vielleicht Potential aufweisen.

Es stellt sich außerdem die Frage, ob Steuerungsregeln sinnvoll und wirkungsvoll angewendet werden. Im Therapieprotokoll der Studie ALL-REZ BFM 96 wurden bereits individuelle Therapiesteuerungen durchgeführt, deren Untersuchung jedoch nicht Gegenstand der Arbeit war. Es bedarf daher weiterer Studien, um die Steuerungsregeln zu optimieren. Weiterhin scheint die molekulargenetische Bestimmung von MRD (Minimal Residual Disease), von der schon länger bei der Ersterkrankung der ALL zur Prognosebestimmung Gebrauch gemacht wird, beim ALL-Rezidiv eine erhebliche prognostische Bedeutung zu haben. Im Rahmen der Studie ALL-REZ BFM 96 konnte nachgewiesen werden, dass die Menge minimaler Resterkrankung nach dem zweiten Induktionsblock als langfristiges prognostisches Kriterium für rezidivfreies Überleben herangezogen werden kann (Eckert et al 2001). Aus diesem Grund wurde auch eine regelmäßige Bestimmung des MRD in die Folgestudie ALL-REZ BFM 2002 aufgenommen, um hierüber eine Entscheidung bezüglich einer Stammzelltransplantation bei Patienten mit einer höheren Menge minimaler Resterkrankung zu treffen. Weiterhin wird im Rahmen der Folgestudie ALL-REZ BFM 2002 prospektiv untersucht, inwieweit sich eine weniger hoch dosierte, weniger intensive und kontinuierliche Konsolidierungstherapie gegenüber der Blocktherapie als vorteilhaft erweist. In Studien der Pediatric Oncology Group konnte eine ähnliche Therapie bereits mit Erfolg durchgeführt werden (Buchanan et al 1990, 2000, Ritchey et al 1999).

Bei der Therapie des ALL-Rezidivs darf man vor allem nicht außer acht lassen, das sie viel Kummer und Unannehmlichkeiten für die Patienten und deren Eltern und Familien mit sich bringt, darunter vor allem das Risiko des erneuten Therapiescheiterns. Für die Kinder, die ein ALL-Rezidiv erleiden, ergibt sich außerdem gegenüber der Ersterkrankung das Problem, dass sie mehrere Patienten-Subgruppen mit spezifischen Anforderungen und kleinen Fallzahlen bilden, wie zum Beispiel Kinder mit ZNS- oder Testis-Rezidiv oder Kinder mit T-Zell-Rezidiv.

Der T-Zell-Immunophänotyp der ALL ist mit einer extrem schlechten Prognose verbunden (von Stackelberg et al 2000). Die Patientengruppe der Kinder mit ALL-Rezidiv stellt auch insofern eine besondere Herausforderung dar, da es sich häufig um resistente Leukämien handelt, die eine intensive Chemo-Radiotherapie und zum Teil eine zusätzliche Stammzelltransplantation benötigen. In einer kürzlich publizierten Studie konnte nachgewiesen werden, dass bestimmte Genexpressionen mit Chemotherapeutikaresistenz und entsprechend schlechterer Prognose verbunden sind (Holleman et al 2004). Bereits in 1994 bzw. 1995 publizierten Studien konnte mittels in vitro-Resistenztestung durch MTT-assay gezeigt werden, dass die Zellen eines ALL-Rezidivs eine höhere Medikamentenresistenz aufweisen als Zellen einer initialen ALL, wobei deutliche interindividuelle Unterschiede gefunden wurden, und dass Zusammenhänge zwischen Medikamentenresistenz und individuellem Risiko beziehungsweise Therapieresponse bestehen (Klumper et al 1994, 1995). Eine weitere Studie ergab, dass leukämische Zellen von Kindern mit ALL-Rezidiv methotrexatresistent waren (Rots et al 2000). Ein Versuch, eine auf in vitro-Resistenztestungen basierende selektive Chemotherapie zu verabreichen, brachte jedoch keine besseren Ergebnisse (Henze et al 1995). Nach dem Ausscheiden von G-CSF zur Prognoseverbesserung und nach erneutem Nachweis der Bedeutung der initialen Dosisintensität sind daher weitere Studien nötig, um über eine individualisierte Therapie mit individuellen Dosisanpassungen eine Optimierung der Dosisintensität auf anderem Wege zu erreichen. Vor allem aufgrund der kleinen Fallzahlen sind, international gesehen, die im Vergleich zu Kindern mit Ersterkrankung einer ALL weitaus kleineren Patientenkollektive von Kindern mit ALL-Rezidiv in viel geringerem Maße Untersuchungsobjekt von prospektiven multizentrischen Studien, so dass es bisher nur wenige prospektive randomiserte Studien zu der Therapie des ALL-Rezidivs bei Kindern gegeben hat (Chessells et al 1998). Es ist daher notwendig, dass vermehrt prospektive, wenn möglich randomisierte Studien für diese Subgruppen mit größeren Fallzahlen durchgeführt werden mit dem Ziel, auch für diese Patientenkollektive die optimalen Therapieschemata und damit eine bedeutend bessere Prognose zu erreichen. Um die nötigen Fallzahlen zu gewährleisten, wäre dabei die Bildung von internationalen Kooperationen von großem Nutzen. Diese würden es erlauben, nationale und internationale Vergleiche anzustellen, die letztlich zur Definierung der geeignetsten Therapieform notwendig sind. Diese Bemühungen sind notwendig, wenn auch Kinder mit einem ALL-Rezidiv eine bessere und spezifischere zweite Heilungschance erhalten sollen.

6 Zusammenfassung

Um die Toxizität der Chemotherapie bei der Behandlung von Kindern mit ALL-Rezidiv im Rahmen der randomisierten Studie ALL-REZ BFM 96 sowie den Einfluss von G-CSF nach den ersten drei Blöcken auf die Therapiedichte und die Dosisintensität zu untersuchen, wurden die Daten von 182 Patienten mit einem ersten Rezidiv einer Non-B/Non-T ALL analysiert. Die Patienten waren bezüglich der G-CSF-Gabe in Therapiezweige mit und ohne G-CSF randomisiert.

Die Toxizität der Chemotherapie wurde anhand von 20 Parametern mit einer Gradeinteilung von 0 bis 4 beurteilt und die Häufigkeit des Auftretens in den beiden Therapiezweigen untersucht. Bei Patienten mit G-CSF kam es zu signifikant weniger Infektionen und fieberhaften Episoden. Auf lebensgefährliche Infektionen hatte G-CSF jedoch keinen Einfluss. Leukozyten- und Granulozytenzahlen waren bei Patienten mit G-CSF nach den ersten 3 Blöcken stets signifikant höher als bei Patienten ohne G-CSF. Allerdings hatten Patienten ohne G-CSF nach den ersten 3 Blöcken höhere Thrombozytenwerte. Mehr Patienten mit G-CSF wiesen eine Transaminasenerhöhung sowie eine niedrigere Creatinin clearance auf, was möglicherweise auf erhöhte Toxizität bedingt durch die höhere Therapiedichte zurückzuführen ist. Bezüglich Schleimhauttoxizität, gastrointestinaler Beschwerden, Neurotoxizität, Hautveränderungen und Allgemeinbefinden unterschieden sich die beiden Therapiezweige nicht.

Bei Patienten mit G-CSF konnte die Therapie signifikant schneller fortgesetzt werden als bei Patienten ohne G-CSF. 60.3% der Patienten mit G-CSF und 46.9% der Patienten ohne G-CSF begannen nach den ersten 3 Blöcken zeitlich protokollgerecht mit dem darauffolgenden Block.

Die relativen Dosisintensitäten wurden als Prozentsatz von erhaltener zu geplanter Dosis pro Zeiteinheit für jeden Therapieblock und für jedes Medikament sowie als Blockdosisintensität und als Induktionsdosisintensität, welche die Gesamtdosisintensität der ersten drei Blöcke darstellt, errechnet. Da Unterschreitungen der Solldosen in weniger als 10% der Fälle vorkamen, sind die aufgetretenen Unterschiede zwischen den relativen Dosisintensitäten hauptsächlich auf Verzögerungen der Therapie zurückzuführen. Patienten mit G-CSF wiesen für fast alle Medikamente in jedem der ersten 3 Blöcke eine signifikant höhere Dosisintensität auf. Dies traf im ersten und dritten Block auch für Asparaginase zu. Auch die Blockdosisintensitäten der ersten 3 Blöcke sowie die Induktionsdosisintensität waren im Zweig mit G-CSF signifikant höher.

Weiterhin wurde die Prognose der Patienten in den beiden Therapiezweigen anhand der Wahrscheinlichkeiten des Überlebens, des ereignisfreien Überlebens (EFS) und des rezidivfreien Überlebens (RFS) nach 5 Jahren untersucht. Für das Gesamtkollektiv betrug die

EFS-Wahrscheinlichkeit 40%, die RFS-Wahrscheinlichkeit 48% und die Überlebenswahrscheinlichkeit 55%. Die Wahrscheinlichkeiten für EFS, RFS und Überleben waren für Patienten ohne G-CSF geringfügig höher als für Patienten mit G-CSF, jedoch nicht signifikant. Allerdings ergab sich ein wesentlicher Zusammenhang zwischen der Dosisintensität und der Prognose. Eine höhere initiale Dosisintensität des ersten Blocks sowie eine höhere Induktionsdosisintensität waren mit einer höheren Wahrscheinlichkeit für Überleben, EFS und RFS verbunden. Die Einflüsse des zweiten und dritten Blocks waren dabei von untergeordneter Bedeutung.

Insgesamt konnte im Rahmen der vorliegenden Arbeit trotz der nachgewiesenen positiven Effekte auf Infektionen und fieberhafte Episoden sowie auf die Dosisintensität kein eindeutiger klinischer Vorteil durch die Gabe von G-CSF, insbesondere in Form einer Prognoseverbesserung, nachgewiesen werden. Angesichts der randomisierten prospektiven Form dieser Untersuchung ist es fraglich, ob eine langfristige Verbesserung der Prognose durch G-CSF erreichbar ist, so dass ein routinemäßiger Einsatz nicht sinnvoll erscheint. Als Supportivmedikament, insbesondere in längeren aplastischen Phasen bei einzelnen Patienten, kann jedoch eine Indikation für G-CSF gegeben sein.

In einigen anderen Studien wurde von der prognostischen Bedeutung der initialen Dosisintensität berichtet, die auch in dieser Studie erneut nachgewiesen werden konnte. Weitere Untersuchungen mit der Frage, wie eine optimale Dosisintensität erzielt werden kann, sind daher zu empfehlen. Für zukünftige Therapieprotokolle sollte aufgrund der Bedeutung einer hohen initialen Dosisintensität für die Prognose die Einhaltung von kurzen Blockabständen von vorrangiger Bedeutung sein. Zudem sollten in weiteren Studien alternative Möglichkeiten einer Therapieintensivierung, zum Beispiel durch Dosisindividualisierungen, geprüft werden.

7 Literatur

1. Abshire T, Pollock B, Billett A, Bradley P, Buchanan G: Weekly polyethylene glycol conjugated L-asparaginase compared with biweekly dosing produces superior induction remission rates in childhood relapsed acute lymphoblastic leukemia: a pediatric oncology group study. Blood 96 (2000) 1709 – 1715

2. Adams HP; Hartmann R, Fengler R, Henze G: Ergebnisse der Studien ALL-REZ BFM zur Behandlung von Kindern mit Rezidiv einer akuten lymphoblastischen Leukämie. Monatsschr Kinderheilkd 143 (1995) 1159 (abstract)

3. Alonzo TA, Kobrinsky NL, Aledo A, Lange BJ, Buxton AB, Woods WG: Impact of granulocyte colony-stimulating factor use during induction for acute myelogenous leukemia in children: a report from the Children's Cancer Group. J Pediatr Hematol Oncol 24 (2002) 627 - 635

4. Ammann RA, Leibundgut K, Hirt A, Ridolfi Lüthy A: Individual timing of blood counts in G-CSF prophylaxis after myelosuppressive chemotherapy reduces G-CSF injections, blood counts, and costs: a prospective randomized study in children and adolescents. Support Care Cancer 10 (2002) 613-618

5. Asano S: Human Granulocyte Colony-Stimulating Factor: Its Basic Aspects and Clinical Applications. Am J Pediatr Hematol Oncol 13 (1991) 400 – 413

6. Balis FM, Holcenberg JS, Poplack DG, Ge J, Sather HN, Murphy RF, Ames MM, Waskerwitz MJ, Tubergen DG, Zimm S, Gilchrist GS, Bleyer WA: Pharmacokinetics and pharmacodynamics of oral methotrexate and mercaptopurine in children with lower risk acute lymphoblastic leukemia: a joint children's cancer group and pediatric oncology bra study. Blood 92 (1998) 3569 - 3577

7. Bassan R, Lerede T, Di Bona E, Rossi G, Pogliani E, Rambaldi A, Buelli M, Viero P, Rodeghiero F, Izzi T, Corneo G, Barbui T: Granulocyte colony-stimulating factor (G-CSF, Filgrastim) after or during an intensive remission induction therapy for adult acute lymphoblastic leukaemia: effects, role of patient pretreatment characteristics and costs. Leuk Lymph 26 (1997) 153 – 161

8. Bennett CL, Stinson TJ, Lane D, Amylon M, Land VJ, Laver JH: Cost analysis of filgrastim for the prevention of neutropenia in pediatric T-cell leukemia and advanced lymphoblastic lymphoma: a case for prospective economic analysis in cooperative group trials. Med Pediatr Oncol 34 (2000) 92 – 96

9. Bhatia S, Sather HN, Pabustan OB; Trigg ME, Gaynon PS, Robison LL: Low incidence of second neoplasms among children diagnosed with acute lymphoblastic leukemia after 1983. Blood 99 (2002) 4257-4264

10. Blatt J, Howrie DL, Wollman MR, Phebus C, Mirro J Jr: Toxicity Following Concurrent Intrathecal and Moderate-Dose Intravenous Methotrexate. Leukemia 11 (1993) 1734 – 1737

11. Bronchud MH, Howell A, Crowther D, Hopwood P, Souza L, Dexter TM: The use of granulocyte colony-stimulating factor to increase the intensity of treatment with doxorubicin in patients with advanced breast and ovarian cancer. Br J Cancer 60 (1989) 121 - 125

12. Buchanan GR: Diagnosis and management of relapse in acute lymphoblastic leukemia. Hematol Oncol Clin North Am 4 (1990) 971-995

13. Buchanan GR, Rivera GK, Pollock BH, Boyett JM, Chauvenet AR, Wagner H, Maybee DA, Christ WM, Pinkel D: Alternating drug pairs with or without periodic reinduction in children with acute lymphoblastic leukemia in second bone marrow remission. A Pediatric Oncology Group Study. Cancer 88 (2000) 1166 - 1174

14 Bührer C, Hartmann R, Fengler R, Schober S, Arlt I, Loewke M, Henze G: Importance of effective central nervous system therapy in isolated bone marrow relapse of childhood acute lymphoblastic leukemia. Blood 83 (1994) 3468–3472

15 Bührer C, Hartman R, Fengler R, Rath B, Schrappe M, Janka-Schaub G, Henze G: Peripheral blast counts at diagnosis of late isolated bone marrow relapse of childhood acute lymphoblastic leukemia predict response to salvage chemotherapy and outcome. J Clin Oncol 14 (1996) 2812-2817

16 Calderwood S, Romeyer F, Blanchette V, Chan H, Doyle J, Greenberg M, Lorenzana A, Malkin D, Saunders F, Weitzman S, et al: Concurrent RhGM-CSF does not offset myelosuppression from intensive chemotherapy: randomized placebo-contolled study in childhood acute lymphoblastic leukemia. Am J Hematol 47 (1994) 27-32

17 Chessells JM, Bailey C, Richards SM: Intensification of treatment and survival in all children with lymphoblastic leukaemia: results of UK Medical Research Council trial UKALL X. Lancet 345 (1995) 143 – 148

18 Chessells JM: Review: Relapsed lymphoblastic leukaemia in children: A continuing challenge. Br J Haemat 102 (1998) 423 – 438

19 Clarke V, Dunstan FDJ, Webb DKH: Granulocyte colony-stimulating factor ameliorates toxicity of intensification chemotherapy for acute lymphoblastic leukemia. Med Pediatr Oncol 32 (1999) 331 – 335

20 Creutzig U, Zimmermann M, Lehrnbecher T, Graf N, Hermann J, Niemeyer C, Reiter A, Ritter J, Dworzak M, Stary J, Reinhardt D: Less toxicity by optimizing chemotherapy, but not by addition of granulocyte colony-stimulating factor in children and adolescents with acute myeloid leukemia: Results of AML-BFM 98. J Clin Oncol 24 (2006) 4499-4506

21 De Wit R, Verweij J, Bontenbal M, Kruit WHJ, Seynaeve C, Schmitz PIM, Stoter G: Adverse effect on bone marrow protection of prechemotherapy granulocyte colony-stimulating factor support. J Nat Cancer Inst 88 (1996) 1393-1398

22 Dibenedetto SP, Ragusa R, Ippolito AM, Lo Nigro L, Di Cataldo A, D'Amico S, Miraglia V: Assessment of the value of treatment with granulocyte colony-stimulating factor in children with acute lymphoblastic leukemia: a randomized clinical trial. Eur J Haematol 55 (1995) 93 – 96

23 Dombret H: Granulocyte colony-stimulating factor in combination with intensive chemotherapy in the treatment of acute myeloid leukemia. Leuk Res 22 (1998) 1137–1142

24 Dördelmann M, Reiter A, Zimmermann M, Fengler R, Henze G, Riehm HJ, Schrappe M: Intermediate dose methotrexate is as effective as high dose methotrexate in preventing isolated testicular relapse in childhood acute lymphoblastic leukemia. J Ped Hematol Oncol 20 (1998) 444-450

25 Eckert C, Biondi A, Seeger K, Cazzaniga G, Hartmann R, Beyermann B, Pogodda M, Proba J, Henze G: Prognostic value of minimal residual disease in relapsed childhood acute lymphoblastic leukaemia. Lancet 358 (2001) 1239–1241

26 Einsiedel HG, von Stackelberg A, Hartmann R, Fengler R, Schrappe M, Janka-Schaub G, Mann G, Hählen K, Göbel U, Klingebiel T, Ludwig WD, Henze G: Long-term outcome in children with relapsed ALL by risk-stratified salvage therapy: results of trial Acute Lymphoblastic Leukemia-Relapse Study of the Berlin-Frankfurt-Münster Group 87. J Clin Oncol 23 (2005) 7942-7950

27 Ettinger LJ, Ettinger AG, Avramis VI, Gaynon PS: Acute lymphoblastic leukaemia. A guide to asparaginase and pegaspargase therapy. Bio Drugs 7 (1997) 30–39

28 Evans WE, Relling MV, Rodman JH, Crom WR, Boyett JM, Pui CH: Conventional compared with individualized chemotherapy for childhood acute lymphoblastic leukemia. N Engl J Med 338 (1998) 499-505

29 Farrow AC, Buchanan GR, Zwiener RJ, Bowman WP, Winick NJ: Serum aminotransferase elevation during and following treatment of childhood acute lymphoblastic leukemia. J Clin Oncol 15 (1997) 1560 - 1566

30 Geissler K, Koller E, Hubmann E, NiederwieserD, Hinterberger W, Geissler D, Kyrle P, Knöbl P, Pabinger I, Thalhammer R, Schwarzinger I, Mannhalter C, Jaeger U, Heinz R, Linkesch W, Lechner K: Granulocyte colony-stimulating factor as an adjunct to induction chemotherapy for adult acute lymphoblastic leukemia – a randomized phase III study. Blood 90 (1997) 590 – 596

31 Gupta P: Granulocyte colony-stimulating factor in children with acute lymphoblastic leukemia (letter). N Engl J Med 337 (1997) 1320–1321

32 Handa A, Kashimura T, Takeuchi S, Yamamoto A, Murohashi I, Bessho M, Hirashima K: Expression of functional granulocyte colony-stimulating factor receptors on human B-lymphocytic leukemia cells. Ann Hematol 79 (2000) 127-131

33 Hann I, Vora A, Richards S, Hill F, Gibson B, Lilleyman J, Kinsey S, Mitchell C, Eden OB: Benefit of intensified treatment for all children with acute lymphoblastic leukaemia: results from MRC UKALL XI and MRC ALL 97 randomised trials. Leukemia 14 (2000) 356 – 363

34 Hartmann LC, Tschetter LK, Habermann TM, Ebbert LP, Johnson PS, Mailliard JA, Levitt R, Suman VJ, Witzig TE, Wieand HS, Miller LL, Moertel CG, Grendahl DC, B.S. Pharm., Herrera DM: Granulocyte colony-stimulating factor in severe chemotherapy-induced afebrile neutropenia. N Engl J Med 336 (1997) 1776-1780

35 Hartmann R, Hubalek D, Fengler R, Henze G: Impact of early treatment intensity on outcome after first relapse of childhood ALL. Ann Hematol 70 Suppl 2 (1995) A132 (abstract)

36 Heil G, Hoelzer D, Sanz MA, Lechner K, Liu Yin JA, Papa G, Noens L, Szer J, Ganser A, O'Brien C, Matcham J, Barge A: A randomized, double-blind, placebo-controlled, phase III study of filgrastim in remission induction and consolidation therapy for adults with de novo acute myeloid leukemia. Blood 90 (1997) 4710–4718

37 Henze G, Fengler R, Hartmann R, Niethammer D, Schellong G, Riehm H: BFM group treatment results in relapsed childhood acute lymphoblastic leukemia. Haemat Blood Transf 33 (1990) 619-626

38 Henze G, Fengler R, Reiter A, Ritter J, Riehm H: Impact of early intensive reinduction therapy on event-free survival in children with low-risk acute lymphoblastic leukemia. Haemat Blood Transf 33 (1990) 483-488

39 Henze G, Fengler R, Hartmann R, Kornhuber B, Janka-Schaub G, Niethammer D, Riehm H: Six-year experience with a comprehensive approach to the treatment of recurrent childhood acute lymphoblastic leukemia (ALL-REZ BFM 85). A relapse study of the BFM group. Blood 78 (1991) 1166–1172

40 Henze G, Fengler R, Hartmann R for the BFM Relapse Study Group: Chemotherapy for relapsed childhood acute lymphoblastic leukemia: Results of the BFM study group. Haematol Blood Transfus 36 (1994) 374–379

41 Henze G, Fengler R, Hartmann R, Ritter J, Niethammer D, Schwabe D, Havers W, Treuner J, Gadner H, Haas R, Janka-Schaub G, Rieske K, .Reiter A, Selle B, Dörffel W, Schmiegelow K, Feldges A, Riehm H: High dose versus intermediate dose MTX for relapsed childhood ALL: interim results of the randomized multicentric trial ALL-REZ BFM 90. Med Pediatr Oncol 23 (1994) 190 (abstract)

42 Henze G: Salvage therapy of childhood ALL: prognosis in marrow relapse after intensive front-line therapy. Ann Hematol 68 Suppl 1 (1994) A10 (abstract)

43 Henze G, Agthe AG, Neuendank A, Hartmann R, Dörffel W, Brühmüller S, Klumper E, Pieters R, Veerman AJP: Tailored therapy for relapsed or refractory childhood acute lymphoblastic leukemia. Leukemia 9 (1995) 538 (abstract)

44 Henze G, Hartmann R, Fengler R: Salvage therapy of childhood ALL: Prognosis of marrow relapse after intensive front-line therapy. Haematol Blood Transfus 37 (1996) 223-228

45 Henze G, Fengler R, Adams HP, von Stackelberg A et al: ALL-REZ BFM 96, Studie zur Behandlung von Kindern mit Rezidiv einer akuten lymphoblastischen Leukämie. Gesellschaft für Pädiatrische Onkologie und Hämatologie (GPOH) 1997

46 Henze G: Childhood acute lymphoblastic leukaemia. Eur J Cancer 33 (1997) 8-9 (editorial)

47 Henze G: Chemotherapy for relapsed childhood acute lymphoblastic leukemia. Int J Pediatr Hematol Oncol 5 (1998) 199 – 213

48 Henze G, Fengler R, von Stackelberg A et al: ALL-REZ BFM 2002, Protokoll zur Behandlung von Kindern mit Rezidiv einer akuten lymphoblastischen Leukämie. Therapieoptimierungsstudie mit Einsatz von Chemo- und Strahlentherapie der Gesellschaft für Pädiatrische Onkologie und Hämatologie (GPOH) 2003

49 Herold R, von Stackelberg A, Hartmann R, Eisenreich B, Henze G: Acute lymphoblastic leukemia – Relapse Study of the Berlin-Frankfurt-Münster Group (ALL-REZ BFM) experience: Early treatment intensity makes the difference. J Clin Oncol 22 (2004) 569-570 (correspondance)

50 Hinds PS, Gattuso JS, Fletcher A, Baker E, Coleman B, Jackson T, Jacobs-Levine A, June D, Rai SN, Lensing S, Pui CH: Quality of life as conveyed by pediatric patients with cancer. Qual Life Res 13 (2004) 761-772

51 Hoelzer D, Ottmann OG, Gracien E, Iyer R, Ganser A, Reutzel R, Graf M, Lipp T, Busch FW, Schwonzen M, Wandt H, Heil G, Koch P, Heyll A, Meyer P, Bentz M, Peter S, Diedrich H, Kolbe K: G-CSF in high-risk ALL therapy. Ann Hematol 70 Suppl 2 (1995) A97 (abstract)

52 Hoelzer D: Hematopoietic growth factors – not whether, but when and where (editorial). N Engl J Med 336 (1997) 1822 – 1824

53 Hoiowiecki J, Giebel S, Krzemien S, Krawczyk-Kulis M, Jagoda K, Kopera M, Hoiowiecka B, Grosicki S, Hellmann A, Dmoszynska A, Paluszewska M, Robak T, Konopka L, Maj S, Wojnar J, Wojciechowska M, Skotnicki A, Baran W, Cioch M: G-CSF administered in time-sequenced setting during remission induction and consolidation therapy of adult acute lymphoblastic leukemia has beneficial influence on early recovery and possibly improves long-term outcome: a randomized multicenter study. Leukemia and Lymphoma 43 (2002) 315 – 325

54 Holle LM: Pegaspargase: an alternative? Ann Pharmacother 31 (1997) 616 - 624

55 Holleman A, Cheok MH, den Boer ML, Yang W, Veerman AJ, Kazemier KM, Pei D, Cheng C, Pui CH, Relling MV, Janka-Schaub GE, Pieters R, Evans WE: Gene-expression patterns in drug-resistant acute lymphoblastic leukemia cells and response to treatment. N Engl J Med 351 (2004) 533-542

56 Hryniuk WM: The importance of dose intensity in the outcome of chemotherapy. Important Adv Oncol 1 (1988) 121 – 141

57 Inukai T, Sugita K, Iijima K, Tezuka T, Goi K, Kojika S, Shiraishi K, Kagami K, Nakazawa S: Expression of granulocyte colony-stimulating factor receptor of CD10-positive human B-cell precursors. Br J Hematol 89 (1995) 623 – 626

58 Jones CA, Shaw PJ, Stevens MM: Use of granulocyte colony stimulating factor to reduce the toxicity of super-VAC chemotherapy in advanced solid tumours in childhood. Med Pediatr Oncol 25 (1995) 84 – 89

59 Kaplan EL, Meier P: Nonparametric estimation from incomplete observations. J Am Stat Assoc 53 (1958) 457 – 481

60 Kantarjian HM, Estey E, O'Brien S, Anaissie E, Beran M, Pierce S, Robertson L, Keating M: Granulocyte colony-stimulating factor supportive treatment following intensive chemotherapy in acute lymphocytic leukemia in first remission. Cancer 72 (1993) 2950 – 2954

61 Karanth M, Chakrabarti S, Lovell RA, Harvey C, Holder K; McConkey CC, McDonald D, Fegan CD, Milligan DW: A randomised study comparing peripheral blood progenitor mobilisation using intermediate-dose cyclophosphamide plus lenograstim with lenograstim alone. Bone Marrow Transplant 34 (2004) 399-403

62 Kebelmann-Betzing C, Körner G, Badiali L, Buchwald D, Möricke A, Korte A, Köchling J, Wu S, Kappelmeier D, Oettel K, Henze G, Seeger K: Characterization of cytokine, growth factor receptor, costimulatory and adhesion molecule expression blasts in relapsed childhood B cell precursos ALL. Cytokine 13 (2001) 39 – 50

63 Kellie SJ, Koopmans P, Earl J, Nath C, Roebuck D, Uges DR, De Graaf SS: Increasing the dosage of vincristine: a clincal and pharmacokinetic study of continuous-infusion vincristine in children with central nervous system tumors. Cancer 100 (2004) 2637 - 2643

64 Kern W, Aul C, Maschmeyer G, Kuse R, Kerkhoff A, Grote-Metke A, Eimermacher H, Kubica U, Wörmann B, Büchner T, Hiddemann W: Granulocyte colony-stimulating factor shortens duration of critical neutropenia and prolongs disease-free survival after sequential high-dose cytosine arabinoside and mitoxantrone (S-HAM) salvage therapy for refractory and relapsed acute myeloid leukemia. Ann Hematol 77 (1998) 115 – 122

65 Kita K, Nishii K, Ohishi K, Morita N, Takakura N, Kawakami K, Miwa H, Shirakawa S: Frequent gene expression of granulocyte colony-stimulating factor (G-CSF) receptor in CD7 + surface CD3 – acute lymphoblastic leukaemia. Leukemia 7 (1993) 1184 – 1190

66 Klumper E, Pieters R, Kaspers GHL, Van Wering ER, Hählen K, Henze G, Veerman AJP: Cellular drug resistance in relapsed childhood acute lymphoblastic leukemia. Ann Hematol 68 Suppl 1 (1994) A27 (abstract)

67 Klumper E, Pieters R, Veermann AJ, Huismans DR, Loonen AH, Hahlen K, Kaspers GJ, van Wering ER, Hartmann R, Henze G: In vitro cellular drug resistance in children with relapsed/refractory acute lymphoblastic leukemia. Blood 86 (1995) 3861-3868

68 Larson R, Dodge R, Linker C, Stone R, Powell B, Lee E, Schulman P, Davey F, Frankel S, Bloomfield C, George S, Schiffer C: A randomized controlled trial of filgrastim during remission induction and consolidation chemotherapy for adults with acute lymphoblastic leukemia: CALGB Study 9111. Blood 92 (1998) 1556 – 1564

69 Laver J, Amylon M, Desai S, Link M, Schwenn M, Mahmoud H, Shuster J: Randomized trial of r-metHu granulocyte colony-stimulating factor in an intensive treatment for T-cell leukemia and advanced-stage lymphoblastic lymphoma of childhood: a Pediatric Oncology Group pilot study. J Clin Oncol 16 (1998) 522-526

70 Lawson SE, Harrison G, Richards S, Oakhill A, Stevens R, Eden OB, Darbyshire PJ: The UK experience in treating relapsed childhood acute lymphoblastic leukaemia: a report on the Medical Research Council UKALLR1 study. Br J Haematol 108 (2000) 531-543

71 Leahey A, Bunin N, Belasco J, Meek R, Scher C, Lange B: Novel multiagent chemotherapy for bone marrow relapse of pediatric acute lymphoblastic leukemia. Med Pediatr Oncol 34 (2000) 313 – 318

72 Lehrnbecher T: Hämatopoetische Wachstumsfaktoren in der Infektionsprävention bei Kindern mit hämatologisch-onkologischen Erkrankungen. Klin Padiatr 213 (2001) A88-A102

73 Lehrnbecher T, Zimmermann M, Reinhardt D, Dworzak M, Stary J, Creutzig U: Prophylactic human granulocyte colony-stimulating factor after induction therapy in pediatric acute myeloid leukemia. Blood 109 (2007) 936-943

74 Liliemark J, Peterson C: Pharmacokinetic optimisation of anticancer therapy. Clin Pharmacokinet 21 (1991) 213 – 231

75 Little MA, Morland B, Chisholm J, Hole A, Shankar A, Devine T, Easlea D, Meyer LC, Pinkerton CR: A randomised study of prophylactic G-CSF following MRC UKALL XI intensification regimen in childhood ALL and T-NHL. Med Pediatr Oncol 38 (2002) 98 – 103

76 Loning L, Zimmermann M, Reiter A, Kaatsch P, Henze G, Riehm H, Schrappe M: Secondary neoplasm subsequent to Berlin-Frankfurt-Munster therapy of acute lymphoblastic leukemia in childhood: significantly lower risk without cranial radiotherapy. Blood 95 (2000) 2770-2775

77 Mahoney D Jr, Shuster J, Nitschke R, Lauer S, Steuber P, Camitta B: Intensification with intermediate-dose intravenous methotrexate is effective therapy for children with lower-risk B-precursor acute lymphoblastic leukemia: A Pediatric Oncology Group Study. J Clin Oncol 18 (2000) 1285 – 1294

78 McCarthy A, Pitcher L, Hann I, Oakhill A: FLAG (fludarabine, high-dose cytarabine, and G-CSF) for refractory and high-risk relapsed acute leukemia in children. Med Pediatr Oncol 32 (1999) 411 - 415

79 Michel G, Landmann-Parker J, Auclerc MF, Mathey C, Leblanc T, Legall E, Bordigoni P, Lamagnere JP, Demeocq F, Perel Y, Auvrignon A, Berthou C, Bauduer F, Pautard B, Schneider P, Schaison G, Leverger G, Baruchel A: Use of recombinant human granulocyte colony-stimulating factor to increase chemotherapy dose-intensity: a randomized trial in very high-risk childhood acute lymphoblastic leukemia. J Clin Oncol 18 (2000) 1517 – 1524

80 Miles D, Fogarty O, Ash C, Rudd R, Trask C, Spiro S, Gregory W, Ledermann J, Souhami R, Harper P: Received dose-intensity: a randomized trial of weekly chemotherapy with and without granulocyte colony-stimulating factor in small-cell lung cancer. J Clin Oncol 12 (1994) 77 - 82

81 Mirro J Jr, Hurwitz C, Behm F, Head D, Raimondi S, Crist W, Ihle J: Effects of recombinant human hematopoietic growth factors on leukemic blasts from children with acute myeloblastic or lymphoblastic leukemia. Leukemia 7 (1993) 1026 – 1033

82 Mitchell P, Morland B, Stevens M, Dick G, Easlea D, Meyer L, Ross Pinkerton C: Granulocyte colony-stimulating factor in established febrile neutropenia: a randomized study of pediatric patients. J Clin Oncol 15 (1997) 1163 – 1170

83 Müller HJ, Boos J: Use of L-asparaginase in childhood ALL. Crit Rev Oncol Hematol 28 (1998) 97 – 113

84 Müller H, Horn A, Schrappe M, Henze G, Boos J: Pharmacokinetics of different PEG-Asparaginase (Oncaspar) doses used in ALL-BFM reinduction and relapse treatment. Blood 96 (2000) Suppl 11 214b (abstract)

85 Müller H, Löning L, Horn A, Schwabe D, Gunkel M, Schrappe M, Von Schütz V, Henze G, Da Palma JC, Ritter J, Vieira Pinheiro JP, Winkelhorst M, Boos J: Pegylated asparaginase (Oncaspar) in children with ALL: drug monitoring in reinduction according to the ALL / NHL – BFM 95 protocols. Br J Haematol 110 (2000) 379 – 384

86 Neglia JP, Meadows AT, Robison LL, Kim TH, Newton WA, Ruyman FB, Sather HN, Hammond GD: Second neoplasms after acute lymphoblastic leukemia in childhood. N Engl J Med 325 (1991) 1330-1336

87 Ohno R, Hiraoka A, Tanimoto M, Asou N, Kuriyama K, Kobayashi T, Yoshida M, Teshima H, Saito H, Fujimoto K: No increase of leukemia relapse in newly diagnosed patients with acute myeloid leukemia who received granulocyte colony stimulating factor for life threatening infection during remission induction and consolidation therapy. Blood 81 (1993) 561-562 (correspondence)

88 Ohno R, Naoe T, Kanamaru A, Yoshida M, Hiraoka A, Kobayashi T, Ueda T, Minami S, Morishima Y, Saito Y, Furusawa S, Imai K, Takemoto Y, Miura Y, Teshima H, Hamajima N: A double-blind controlled study of granulocyte colony-stimulating factor started two days before induction chemotherapy in refractory acute myeloid leukemia. Blood 83 (1994) 2086 – 2092

89 Ohno R: Granulocyte colony-stimulating factor, granulocyte-macrophage colony-stimulating factor and macrophage colony-stimulating factor in the treatment of acute myeloid leukemia and acute lymphoblastic leukemia. Leukemia Research 22 (1998) 1143-1154

90 Ottmann O, Ganser A, Freund M, Heil G, Hiddemann W, Heit W, Gracien E, Hoelzer D: Simultaneous administration of granulocyte colony-stimulating factor (Filgrastim) and induction chemotherapy in acute lymphoblastic leukemia. A pilot study. Ann Hematol 67 (1993) 161–167

91 Ottmann O, Hoelzer D, Gracien E, Ganser A, Kelly K, Reutzel R, Lipp T, Busch F, Schwonzen M, Heil G, Wandt H, Koch P, Kolbe K, Heyll A, Bentz M, Peters S, Diedrich H, Dethling J, Meyer P, Nowrousian M, Löffler B, Weiss A, Kneba M, Föller A, Graf M, Hecht T: Concomitant granulocyte colony-stimulating factor and induction chemoradiotherapy in adult acute lymphoblastic leukemia: a randomized phase III trial. Blood 86 (1995) 444 – 450

92 Ozer H, Armitage JO, Bennett CL, Crawford J, Demetri GD, Pizzo PA, Schiffer CA, Smith TJ, Somlo G, Wade JC, Wade JL III, Winn RJ, Wozniak AJ, Somerfield MR: 2000 update of recommendations for the use of hematopoietic colony-stimulating factors: Evidence-based, clinical practice guidelines. J Clin Oncol 18 (2000) 3558-3585

93 Ozkaynak MF, Krailo M, Chen Z, Feusner J: Randomized comparison of antibiotics with and without granulocyte colony-stimulating factor in children with chemotherapy-induced febrile neutropenia: a report from the Children's Oncology Group. Pediatr Blood Cancer 45 (2005) 274-280

94 Panosyan EH, Seibel NL, Martin-Aragon S, Gaynon PS, Avramis IA, Sather H, Franklin J, Nachman J, Ettinger LJ, La M, Steinherz P, Cohen LJ, Siegel SE, Avramis VI: Asparaginase antibody and asparaginase activity in children with higher-risk acute lymphoblastic leukemia: Children's Cancer Group Study CCG-1961. J Pediatr Hematol Oncol 26 (2004) 217-226

95 Patte C, Laplanche A, Bertozzi AI, Baruchel A, Frappaz D, Schmitt C, Mechinaud F, Nelken B, Boutard P, Michon J: Granulocyte colony-stimulating factor in induction treatment of children with non-Hodgkin's lymphoma: A randomized study of the French Society of Pediatric Oncology. J Clin Onc 20 (2002) 441 - 448

96 Pfreundschuh M, Hasenclever D, Loeffler M, Ehninger G, Schmitz N, Kirchner H, Koch P, Lathan B, Rueffer U, Sextro M, Franklin J, Tesch H, Diehl V: Dose escalation of cytotoxic drugs using haematopoietic growth factors: A randomized trial to determine the magnitude of increase provided by GM-CSF. Ann Oncol 12 (2001) 471 - 477

97 Pui CH: Childhood leukemias. N Engl J Med 332 (1995) 1618 – 1630

98 Pui CH, Boyett J, Hughes W, Rivera G, Hancock M, Sandlund J, Synold T, Relling M, Ribeiro R, Crist W, Evans W: Human granulocyte colony-stimulating factor after induction chemotherapy in children with acute lymphoblastic leukemia. N Engl J Med 336 (1997) 1781 – 1787

99 Pui CH, Evans W: Acute lymphoblastic leukemia. N Engl J Med 339 (1998) 605 – 615

100 Pui CH, Mahmoud H, Rivera G, Hancock M, Sandlund J, Behm F, Head D, Relling M, Ribeiro R, Rubnitz J, Kun L, Evans W: Early intensification of intrathecal chemotherapy virtually eliminates central system relapse in children with acute lymphoblastic leukemia. Blood 92 (1998) 411 – 415

101 Pui CH, Cheng C, Leung W, Rai SN, Rivera GK, Sandlund JT, Ribeiro RC, Relling MV, Kun LE, Evans WE, Hudson MM: Extended follow-up of long-term survivors of childhood acute lymphoblastic leukemia. N Engl J Med 349 (2003) 640-649

102 Relling M, Boyett JM, Blanco J, Raimondi S, Behm FG, Sandlund JT, Rivera GK, Kun LE, Evans WE, Pui CH: Granulocyte colony-stimulating factor and the risk of secondary myeloid malignancy after etoposide treatment. Blood 101 (2003) 3862 – 3867

103 Ribeiro P, Rivera G, Hudson M, Mulhern R, Hancock M, Kun L, Mahmoud H, Sandlund J, Crist W, Pui CH: An intensive re-treatment protocol for children with an isolated CNS relapse of acute lymphoblastic leukemia. J Clin Oncol 13 (1995) 333 – 338

104 Richards S, Burrett J, Hann I, Chessells J, Bailey C: Improved survival with early intensification: combined results from the Medical Research Council childhood ALL randomised trials, UKALL X and UKALL XI. Leukemia 12 (1998) 1031 - 1036

105 Ritchey AK, Pollock BH, Lauer SJ, Andejeski Y, Barredo J, Buchanan GR: Improved survival of children with isolated CNS relapse of acute lymphoblastic leukemia: a pediatric oncology group study. J Clin Oncol 17 (1999) 3745 - 3752

106 Rizzari C, Valsecchi MG, Arico M, Conter V, Testi A, Barisone E, Casale F, Lo Nigro L, Rondelli R, Basso G, Santoro N, Masera G: Effect of protracted high-dose L-asparaginase given as a second exposure in a Berlin-Frankfurt-Münster-based treatment: results of the randomized 9102 intermediate-risk childhood acute lymphoblastic leukemia study – a report from the Associazione Italiana Ematologia Oncologia Pediatrica. J Clin Oncol 19 (2001) 1297 – 1303

107 Rots MG, Pieters R, Peters GJ, Noordhuis P, Van Zantwijk CH, Henze G, Janka-Schaub GE, Veerman AJP, Jansen G: Methotrexate resistance in relapsed childhood acute lymphoblastic leukaemia. Br J Haemat 109 (2000) 629-634

108 Rubino C, Laplanche A, Patte C, Michon J: Cost-minimization analysis of prophylactic granulocyte colony-stimulating factor after induction chemotherapy in children with non-Hodgkin's lymphoma. J Natl Cancer Inst 90 (1998) 750 – 755

109 Sasse E, Sasse A, Brandalise S, Clark O, Richards S: Colony-stimulating factors for prevention of myelosupressive therapy induced febrile neutropenia in children with acute lymphoblastic leukaemia. Cochrane Database Syst Rev. 20 (2005) CD004139

110 Schaison G, Eden OB, Henze G, Kamps WA, Locatelli F, Ninane J, Ortega J, Riikonen P, Wagner HP: Recommendations on the use of colony-stimulating factors in children: conclusions of a European panel. Eur J Pediatr 157 (1998) 955 – 966

111 Scherrer R, Geissler K, Kyrle PA, Gisslinger H, Jäger U, Bettelheim P, Laczika K, Locker G, Scholten C, Sillaber C, Schwarzinger I, Thalhammer F, Lechner K: Granulocyte colony-stimulating factor (G-CSF) as an adjunct to induction chemotherapy of adult lymphoblastic leukemia (ALL). Ann Hematol 66 (1993) 283 – 289

112 Schrappe M, Reiter A, Henze G, Niemeyer Ch, Bode U, Kühl J, Gadner H, Havers W, Plüss H, Kornhuber B, Zintl F, Ritter J, Urban Ch, Niethammer D, Riehm H: Prevention of CNS recurrence in childhood ALL: Results with reduced radiotherapy combined with CNS-directed chemotherapy in four consecutive ALL-BFM trials. Klin Pädiatr 210 (1998) 192-199

113 Schrappe M, Reiter A, Zimmermann M, Harbott J, Ludwig WD, Henze G, Gadner H, Odenwald E, Riehm H: Long-term results of four consecutive trials in childhood ALL performed by the ALL-BFM study group from 1981 to 1995. Berlin-Frankfurt-Munster. Leukemia 14 (2000) 2205-2222

114 Schwarz J, Holz-Slomczyk M, Wartensleben H: Klinische Prüfungen von Arzneimitteln bei Jugendlichen, Kindern, Kleinkindern und Säuglingen. Pharm Ind 60 (1998). 386 - 394

115 Schwecke B, Hartmann R, von Stackelberg A, Fengler R, Henze G: Toxicity and intensity of multiagent chemotherapy with and without filgrastim for remission induction in childhood relapsed acute lymphoblastic leukemia. 3rd Biennial Hannover Symposium on Childhood Leukemia 2002 (abstract)

116 Silverman L, Gelber R, Kimball Dalton V, Asselin B, Barr R, Clavell L, Hurwitz C, Moghrabi A, Samson Y, Schorin M, Arkin S, Declerck L, Cohen H, Sallan S: Improved outcome for children with acute lymphoblastic leukemia: results of Dana-Farer Consortium Protocol 91-01. Blood 97 (2001) 1211 – 1218

117 Steinberg S, Hartmann R, Wisniewski S, Berger K, Beck JD, Henze G: Untersuchung von Spätfolgen nach ZNS-Rezidiv einer akuten lymphoblastischen Leukämie im Kindesalter. Klin Pädiatr 210 (1998) 200 - 206

118 Sternberg C, de Mulder P, Schornagel J, Theodore C, Fossa S, van Oosterom A, Witjes F, Spina M, van Groeningen C, de Balincourt, Collette L: Randomized phase III trial of high-dose-intensity methotrexate, vinblastine, doxorubicin, and cisplatin (MVAC) chemotherapy and recombinant human granulocyte colony-stimulating factor versus classic MVAC in advanced urothelial tract tumors: European Organization for Research and Treatment of Cancer Protocol No. 30924. J Clin Oncol 19 (2001) 2638 – 2646

119 Sung L, Nathan PC, Lange B, Beyene J, Buchanan GR: Prophylactic granulocyte colony-stimulating factor and granulocyte-macrophage colony-stimulating factor decrease febrile neutropenia chemotherapy in children with cancer: a meta-analysis of randomized controlled trials. J Clni Oncol 22 (2004) 3350 - 3356

120 Thatcher N, Girling D, Hopwood P, Sambrook R, Qian W, Stephens R: Improving survival without reducing quality of life in small-cell lung cancer patients by increasing the dose-intensity of chemotherapy with granulocyte colony-stimulating factor support: results of a British Medical Research Council multicenter randomized trial. J Clin Oncol 18 (2000) 395

121 Trillet-Lenoir V, Green J, Manegold C, Von Pawel J, Gatzemeier U, Lebeau B, Depierre A, Johnson P, Decoster G, Tomita D, Ewen C: Recombinant granulocyte colony stimulating factor reduces the infectious complications of cytotoxic chemotherapy. Eur J Cancer 29A (1993) 319 – 324

122 Tsuchiya H: Responses to granulocyte colony-stimulating factor (G-CSF) and granulocyte-macrophage CSF in Ph-positive acute lymphoblastic leukemia with myeloid surface markers (letter). Blood 77 (1991) 411 – 413

123 Viera Pinheiro JP, Müller HJ, Schwabe D, Gunkel M, da Palma JC, Henze G, von Schütz V, Winkelhorst M, Boos J: Pharmacokinetics of PEG-asparaginase (Oncaspar) in children with relapsed acute lymphoblastic leukaemia (ALL) treated according to the ALL-REZ BFM 96 trial. Kin Padiatr 212 (2000) 243 – 244 (abstract)

124 Vieira Pinheiro JP, Müller HJ, Schwabe D, Gunkel M, Casimiro da Palma J, Henze G, von Schütz V, Winkelhorst M, Würthwein G, Boos J: Drug-monitoring of low-dose PEG-asparaginase (Oncaspar) in children with relapsed acute lymphoblastic leukaemia. Br J Haematol 113 (2001) 115 – 119

125 von Stackelberg A, Hartmann R, Herold R, Mann G, Janka-Schaub G, Ebell W, Henze G: Outcome after relapse of T-cell acute lymphoblastic leukemia in childhood: a report from the BFM relapse study group. Med Ped Oncol 35 (2000) 169 – 347 (abstract)

126 von Stackelberg A, Hartmann R, Kretschmann A, Henze G: Therapiestudie ALL-REZ BFM 96 zur Behandlung von Kindern mit Rezidiv einer ALL: Zwischenergebnisse nach vierjähriger Laufzeit. GPOH 2001 (abstract)

127 von Stackelberg A, Hartmann R, Bührer C, Fengler R, Janka-Schaub G, Reiter A, Mann G, Schmiegelow K, Ratei R, Klingebiel T, Ritter J, Henze G:
High-dose compared with intermediate-dose methotrexate in children with a first relapse of acute lymphoblastic leukemia. Blood 111 (2008) 2573-2580

128 Wall AM, Gajjar A, Link A, Mahmoud H, Pui CH, Relling MV: Individualized methotrexate dosing in children with relapsed acute lymphoblastic leukemia. Leukemia 14 (2000) 221 – 225

129 Wandl UB, Niederle N: The concept of dose intensification on the treatment of neoplastic disease. Infection 20 (1992) Suppl 2

130 Welte K, Reiter A, Mempel K, Yakisan E, Odenwald E, Pfetsch M, Zwingers T, Schwab G, Riehm H: A randomised phase III study of recombinant human granulocyte colony-stimulating factor (r-metHuG-CSF) in childhood high risk acute lymphoblastic leukemia. Ann Hematol 68 Suppl 1 (1994) A2 (abstract)

131 Welte K, Reiter A, Mempel K, Pfetsch M, Schwab G, Schrappe M, Riehm H: A randomized phase III study of the efficacy of granulocyte colony-stimulating factor in children with high-risk acute lymphoblastic leukemia. Blood 87 (1996) 3143 – 3150

132 Wolfrom C, Hartmann R, Fengler R, Brühmüller S, Ingwersen A, Henze G: Randomized comparison of 36-hour intermediate-dose versus 4-hour high-dose methotrexate infusions for remission induction in relapsed childhood acute lymphoblastic leukaemia. J Clin Oncol 11 (1993) 820 - 821

133 Woll P, Hodgetts J, Lomax L, Bildet F, Cour-Chabernaud V, Thatcher N: Can cytotoxic dose-intensity be increased by using granulocyte colony-stimulating factor? A randomized controlled trial of lenograstim in small-cell lung cancer. J Clin Oncol 13 (1995) 652 – 659

134 Woll P, Thatcher N, Lomas L, Hodgetts J, Ming Lee S, Burt P, Stout R, Simms T, Davies R, Pettengell R: Use of hematopoietic progenitors in whole blood to support dose-dense chemotherapy: a randomized phase II trial in small-cell lung cancer patients. J Clin Oncol 19 (2001) 712 – 719

135 Womer R, Daller R, Fenton JG, Miser J: Granulocyte colony stimulating factor permits dose intensification by interval compression in the treatment of Ewing's sarcomas and soft tissue sarcomas in children. Eur J Cancer 36 (2000) 87 – 94

136 Woo M, Hak L, Storm M, Evans W, Sandlund J, Rivera G, Wang B, Pui CH, Relling M: Anti-asparaginase antibodies following E.coli asparaginase therapy in pediatric acute lymphoblastic leukemia. Leukemia 12 (1998) 1527 – 1533

137 Woo M, Hak L, Storm M, Sandlund J, Ribeiro R, Rivera G, Rubnitz J, Harrison P, Wang B, Evans W, Pui CH, Relling M: Hypersensitivity or development of antibodies to asparaginase does impact treatment outcome of childhood acute lymphoblastic leukemia. J Clin Oncol 18 (2000) 1525 – 1532

DANKSAGUNG

Ich bedanke mich sehr herzlich bei allen Kollegen, die mich mit ihrer Hilfsbereitschaft und fachlicher Begleitung sowie mit wertvollen Ratschlägen und Anregungen bei der Entwicklung meiner Arbeit unterstützt haben.

Ganz besonders danke ich meinem Mann für seine geduldige Unterstützung und Loyalität während der Fertigstellung der Arbeit.

Schließlich gilt mein großer Dank auch meinen Eltern, die mir meine Ausbildung und meinen beruflichen Weg ermöglicht haben.

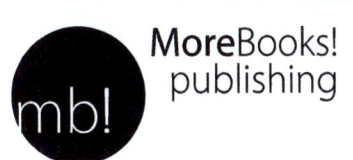
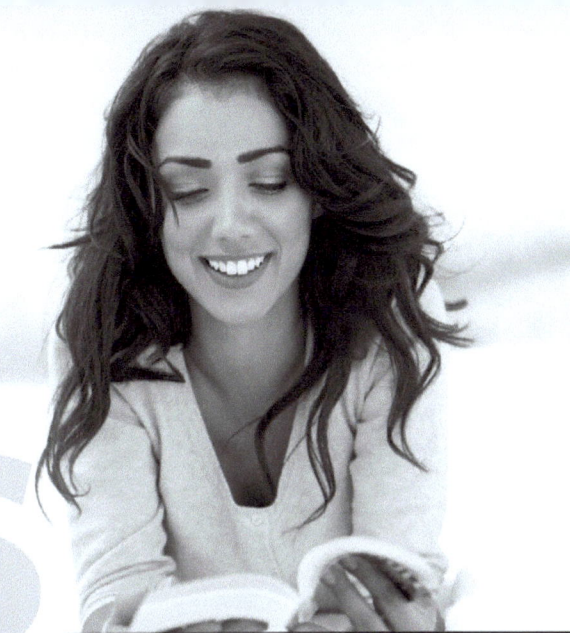

i want morebooks!

Buy your books fast and straightforward online - at one of world's fastest growing online book stores! Environmentally sound due to Print-on-Demand technologies.

Buy your books online at
www.get-morebooks.com

Kaufen Sie Ihre Bücher schnell und unkompliziert online – auf einer der am schnellsten wachsenden Buchhandelsplattformen weltweit! Dank Print-On-Demand umwelt- und ressourcenschonend produziert.

Bücher schneller online kaufen
www.morebooks.de

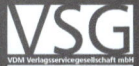

VDM Verlagsservicegesellschaft mbH
Heinrich-Böcking-Str. 6-8　　Telefon: +49 681 3720 174　　info@vdm-vsg.de
D - 66121 Saarbrücken　　　Telefax: +49 681 3720 1749　　www.vdm-vsg.de

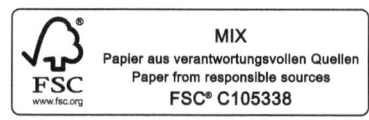

Printed by Books on Demand GmbH, Norderstedt / Germany